CAROLINE EBERT • ANDREAS EBERT



# WIE KRANKHEITEN SICH IM AUGE SPIEGELN

Die seelischen Hintergründe von Sehproblemen

Schirner Verlag

Die Ratschläge in diesem Buch sind sorgfältig erwogen und geprüft. Sie bieten jedoch keinen Ersatz für kompetenten medizinischen Rat, sondern dienen der Begleitung und der Anregung der Selbstheilungskräfte. Alle Angaben in diesem Buch erfolgen daher ohne Gewährleistung oder Garantie seitens der Autoren oder des Verlages. Eine Haftung der Autoren bzw. des Verlages und seiner Beauftragten für Personen-, Sach- und Vermögensschäden ist ausgeschlossen.

Wir verzichten auf das Einschweißen unserer Bücher – **UNSERER UMWELT ZULIEBE!**

ISBN Printausgabe 978-3-8434-1472-2
ISBN E-Book 978-3-8434-6460-4

Caroline Ebert & Andreas Ebert:
Wie Krankheiten sich im Auge spiegeln
Die seelischen Hintergründe
von Sehproblemen


Umschlag: Hülya Sözer, Schirner,
unter Verwendung von # 178253891
(© Yuganov Konstantin), # 647565895
(© ENYS), # 626012222 (© Udinjamal)
und # 87120133 (© wenani),
www.shutterstock.com
Layout: Hülya Sözer, Schirner
Lektorat: Bastian Rittinghaus, Schirner
Printed by: Ren Medien GmbH, Germany

www.schirner.com

1. Auflage April 2021

# INHALT

# VORWORT

Wenn die Sehkraft eingeschränkt ist, leidet schnell die Lebensfreude. Daher ist es essenziell, sich um die Gesundheit der Augen zu kümmern. Doch nicht immer ist es eine Fehlsichtigkeit oder Augenerkrankung, die das Leiden auslöst. Auch viele neurologische, Autoimmun-, Stoffwechsel- und andere Krankheiten zeigen als Begleitsymptom Veränderungen an den Augen. Durch die langjährige Arbeit als Sehtrainerin und Augenkinesiologin habe ich, Caroline, schon viel über die ganzheitlichen Zusammenhänge erkennen dürfen. Ich, Andreas, konnte durch meine Coachings Einblicke in die seelischen Hintergründe gewinnen, die sich in einer körperlichen Krankheit ausdrücken. Deshalb erklären wir kurz die Erkrankungen und Augenveränderungen und gehen dann auf die seelischen bzw. emotionalen Themen ein, die dahinterstecken.
Wenn Sie dazu bereit sind, können Sie die Botschaft erkennen, die Ihre Seele Ihnen mit der körperlichen Beeinträchtigung schickt, und durch die angefügte Meditation dem Thema Stück für Stück tiefer auf den Grund gehen. Haben Sie die zugrunde liegende Blockade aufgelöst, kann sich dies nicht nur positiv auf die Augen bzw. die Sehkraft auswirken. Auch der ganze Körper und jede einzelne Zelle setzt das neue Programm zu Ihrem besten Wohl um.

Wir wünschen Ihnen viele wertvolle Erkenntnisse auf diesem Weg.

*Caroline und Andreas Ebert*

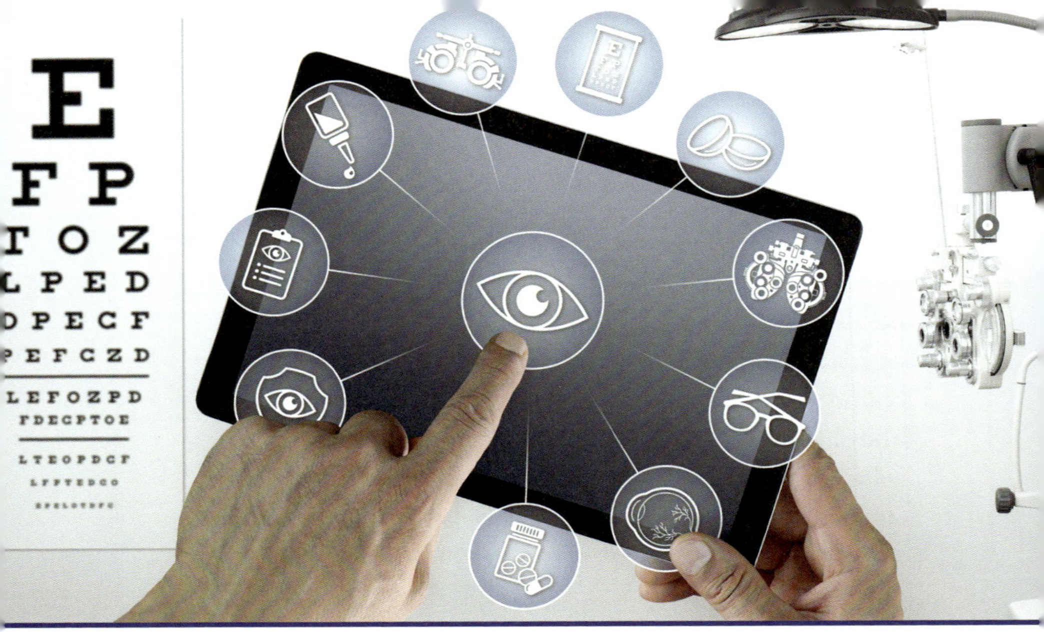

# ERKRANKUNGEN UND DEREN URSACHEN

Grundsätzlich sollten Erkrankungen nicht als Leid oder Schicksal verstanden werden. Zeigt sich eine Symptomatik, dürfen Sie dies dankbar als Lernchance annehmen. Krankheiten entstehen niemals aus dem Nichts und sind auch keine Strafe. Vielleicht stören Sie sich an diesen Worten. Wir denken aber, dass Sie spätestens dann, wenn Sie in diesem Buch Ihre Erkrankung nachschlagen und die Seelenbotschaft dazu lesen, etwas nachdenklicher mit dieser Lebenseinstellung umgehen werden. Und dann hat die Krankheit schon ihren ersten Sinn erfüllt: Sie hat Sie dazu bewogen, Ihre Sichtweise zu überdenken. Ein Schritt ist bereits getan – in Richtung Harmonisierung.

Bevor Ihr Körper ein Symptom entwickelt, gibt es im emotionalen Körper bereits eine veränderte Zellinformation. Diese hängt eng mit Ihrem Leben, dem Umfeld, Ihren Gedanken und Emotionen zusammen. Sind Sie in Harmonie, bildet Ihr energetisches Feld einen gesunden Körper. Fallen Sie – aus welchen Gründen auch immer – aus der Balance, können sich mit der Zeit Erkrankungen entwickeln. Folglich ist es möglich, durch das Erkennen und Heilen der emotionalen Wunden, die zu Ihrer Erkrankung geführt haben, einen Wendepunkt im Krankheitsverlauf zu erzielen. Schaffen Sie es, die Wunde vollständig zu heilen, werden die Zellen wieder harmonische Signale empfangen und können sich neu ausrichten.

Natürlich ist jeder Mensch und jede Erkrankung individuell. Um Ihre Blockade zu identifizieren, müssten wir Ihre ganz eigene Biografie und Ihr Umfeld kennen. Doch nachdem wir uns länger mit dem Thema Gesundheit bzw. Krankheiten befasst haben, konnten wir erkennen, welche allgemeinen Themen sich hinter den verschiedenen Erkrankungen verstecken. Auf dieser Grundlage werden Sie Ihre persönliche Seelenbotschaft verstehen können.

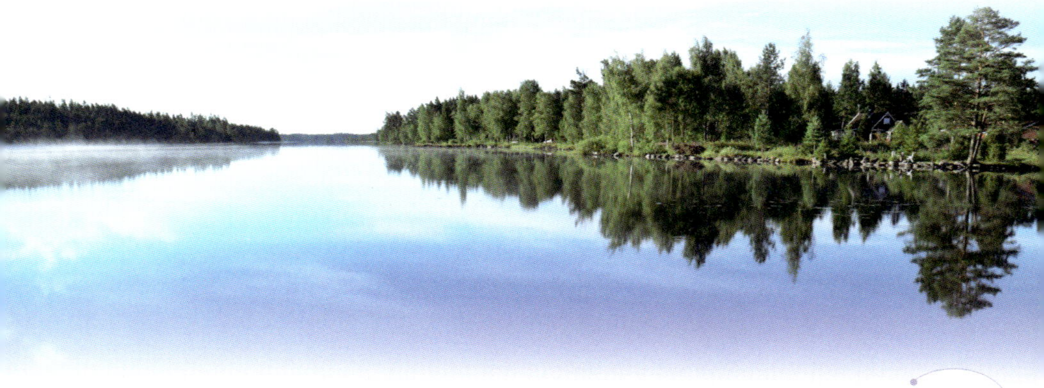

## ANATOMIE DES AUGES

Da wir im Buch viele anatomische Begriffe verwenden, möchten wir Ihnen einen kurzen Überblick geben, wo sich die erwähnten Bereiche im Auge befinden.

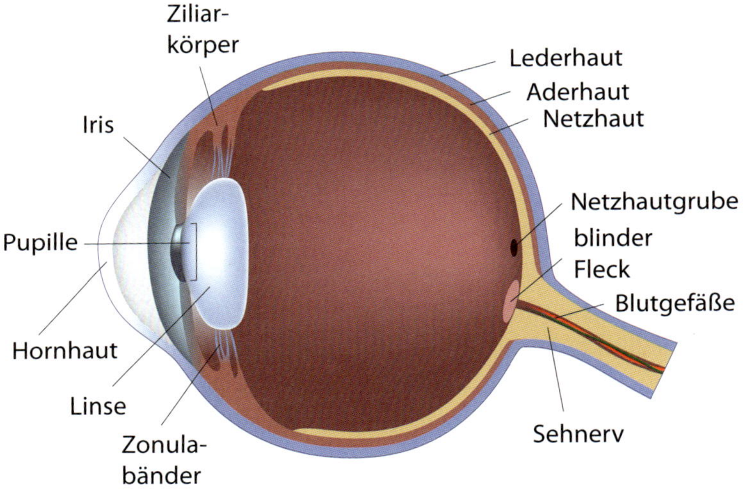


## MERIDIANKLOPFMASSAGE

Die Meridianklopfmassage ist die einzige Übung, die wir mit in dieses Buch aufnehmen möchten. Sie eignet sich für alle Augenerkrankungen und alle anderen körperlichen Beschwerden. Sie kommt aus der Emotion-Stress-Release-Technik und ist sehr effektiv. Bei dieser Übung suchen Sie sich eine für Sie stimmige positive Affirmation, die Sie mit der Übung verbinden. Sprechen Sie diese Affirmation an allen Stellen am Körper, die Sie mit den Fingern abklopfen. Sprechen Sie den Satz jeweils dreimal laut aus. Nur bei der letzten Position brauchen Sie die Affirmation nicht mehr zu sprechen. Hier bewegen Sie stattdessen die Augen in die unterschiedlichen Richtungen.

Stellen Sie sich aufrecht hin, und klopfen Sie mit allen 10 Fingern an folgenden Stellen. Sprechen Sie dabei Ihre selbst gewählte Affirmation oder folgenden Text, den Sie gern nach Ihren Wünschen umgestalten dürfen:
*»Ich befreie mich von allen negativen Folgen (Einflüssen/Gedankenmustern/Gefühlskonzepten), die mein Augenlicht beschränken. Ich entwickle eine klare Sicht und gesunde Augen.«*

**1.** Klopfen Sie mit allen 10 Fingern auf den Oberkopf.

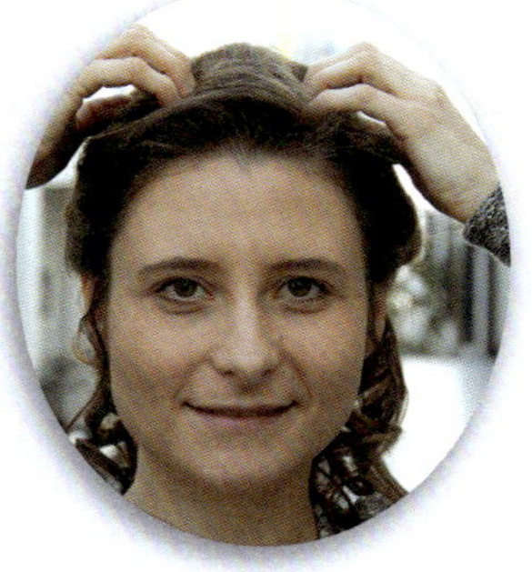

**2.** Klopfen Sie mit den Fingern der rechten Hand an die rechte Schläfe, mit den Fingern der linken Hand an die linke Schläfe.

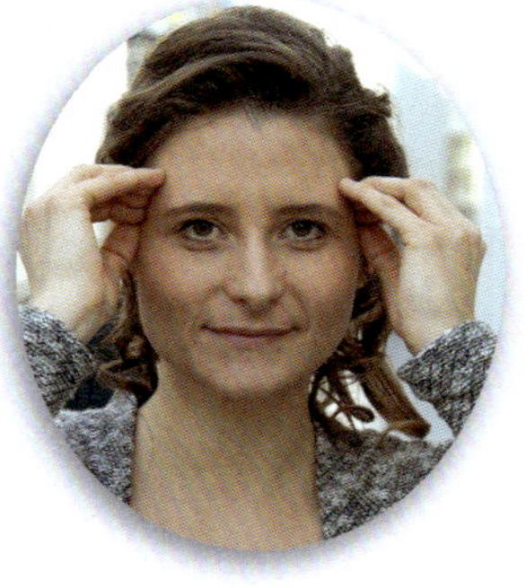

3. Klopfen Sie mit einer Hand über der Oberlippe.

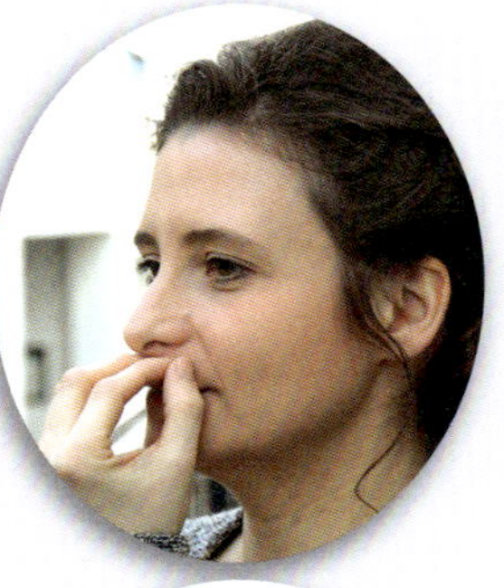

4. Klopfen Sie mit einer Hand unter der Unterlippe.

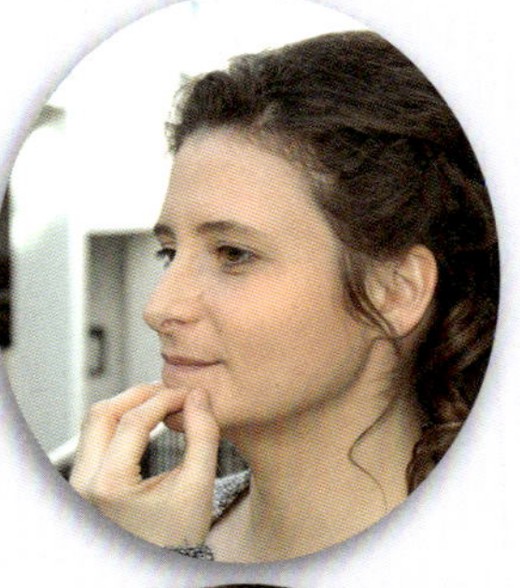

5. Klopfen Sie mit beiden Händen rechts und links in die kleinen ertastbaren Vertiefungen unterhalb des Schlüsselbeins.

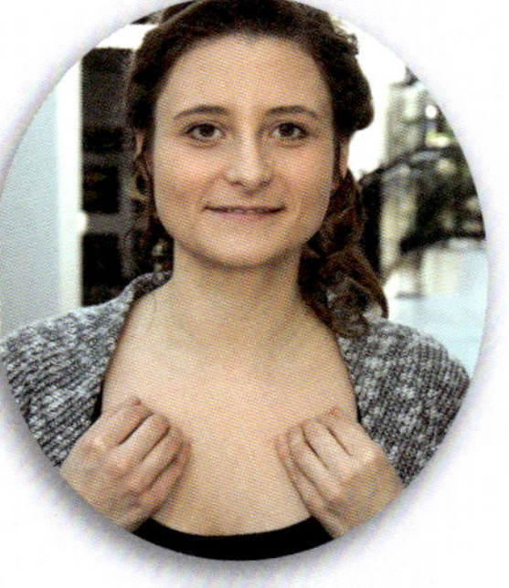

6. Klopfen Sie seitlich mit den Handinnenkanten senkrecht nach unten auf Brusthöhe.

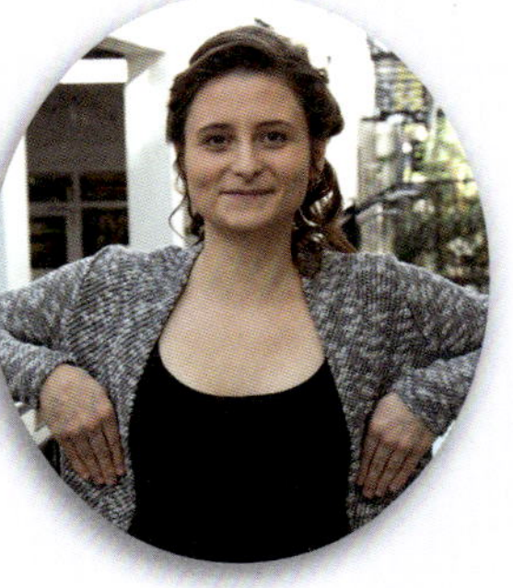

7. Klopfen Sie die Handinnenkanten aneinander.

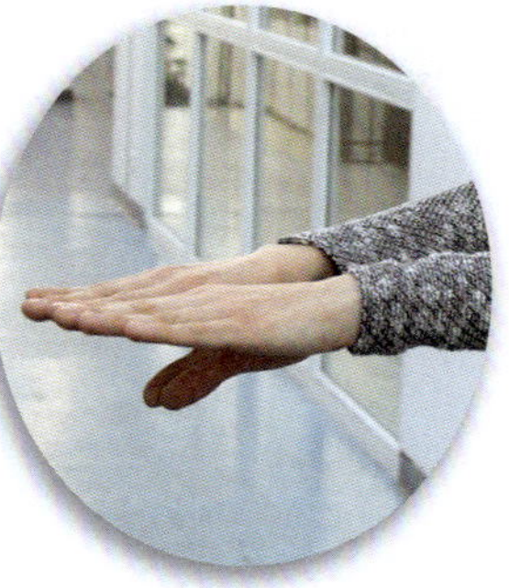

8. Klopfen Sie die Handaußenkanten aneinander.

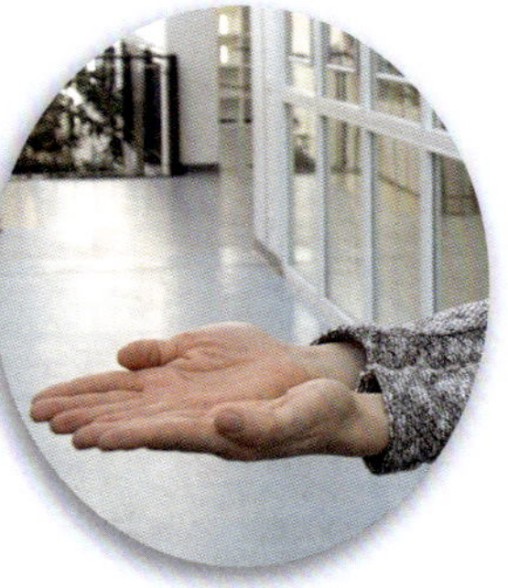

9. Klopfen Sie mit dem Puls der rechten Hand auf den Puls der linken Hand.

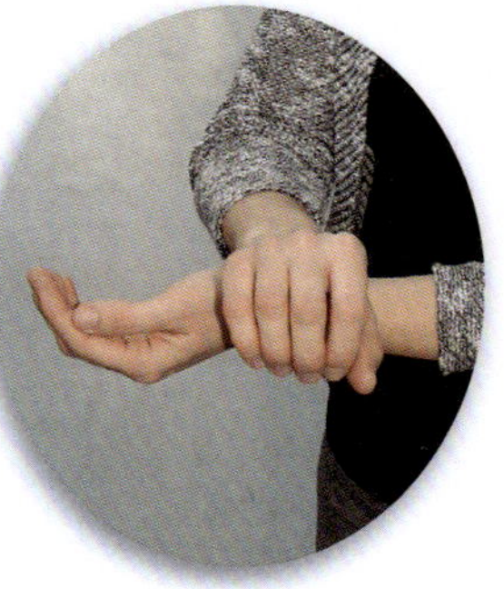

10. Jetzt hören Sie mit dem Sprechen Ihrer Affirmation auf. Sie klopfen mit 3 Fingern der rechten Hand auf den Handrücken der linken Hand auf einer gedachten Linie zwischen dem kleinen und dem Ringfinger.

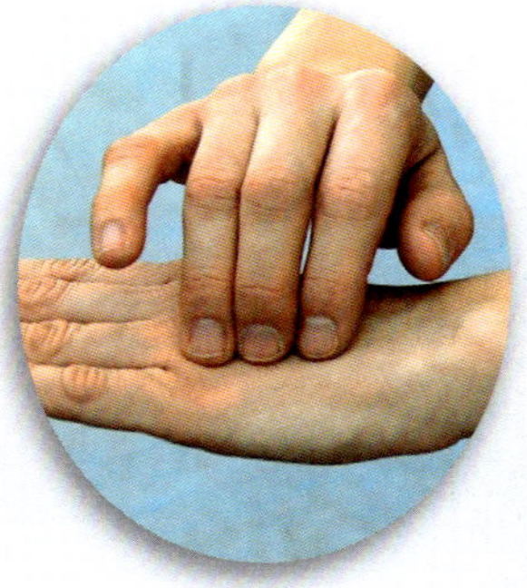

Blicken Sie dabei mit den Augen, ohne den Kopf zu bewegen, nacheinander in folgende Richtungen:
Mitte – oben – Mitte – unten – Mitte – rechts – Mitte – links – Mitte – rechts oben – Mitte – links unten – Mitte – links oben – Mitte – rechts unten – Mitte.
Rollen Sie die Augen im Uhrzeigersinn.
Rollen Sie die Augen entgegen dem Uhrzeigersinn.
Enden Sie wieder in der Mitte.

Nun beenden Sie das Klopfen. Die Übung kann beliebig oft und mit unterschiedlichen Affirmationen wiederholt werden.

# GRUNDERKRANKUNGEN, DIE SICH IM AUGE SPIEGELN

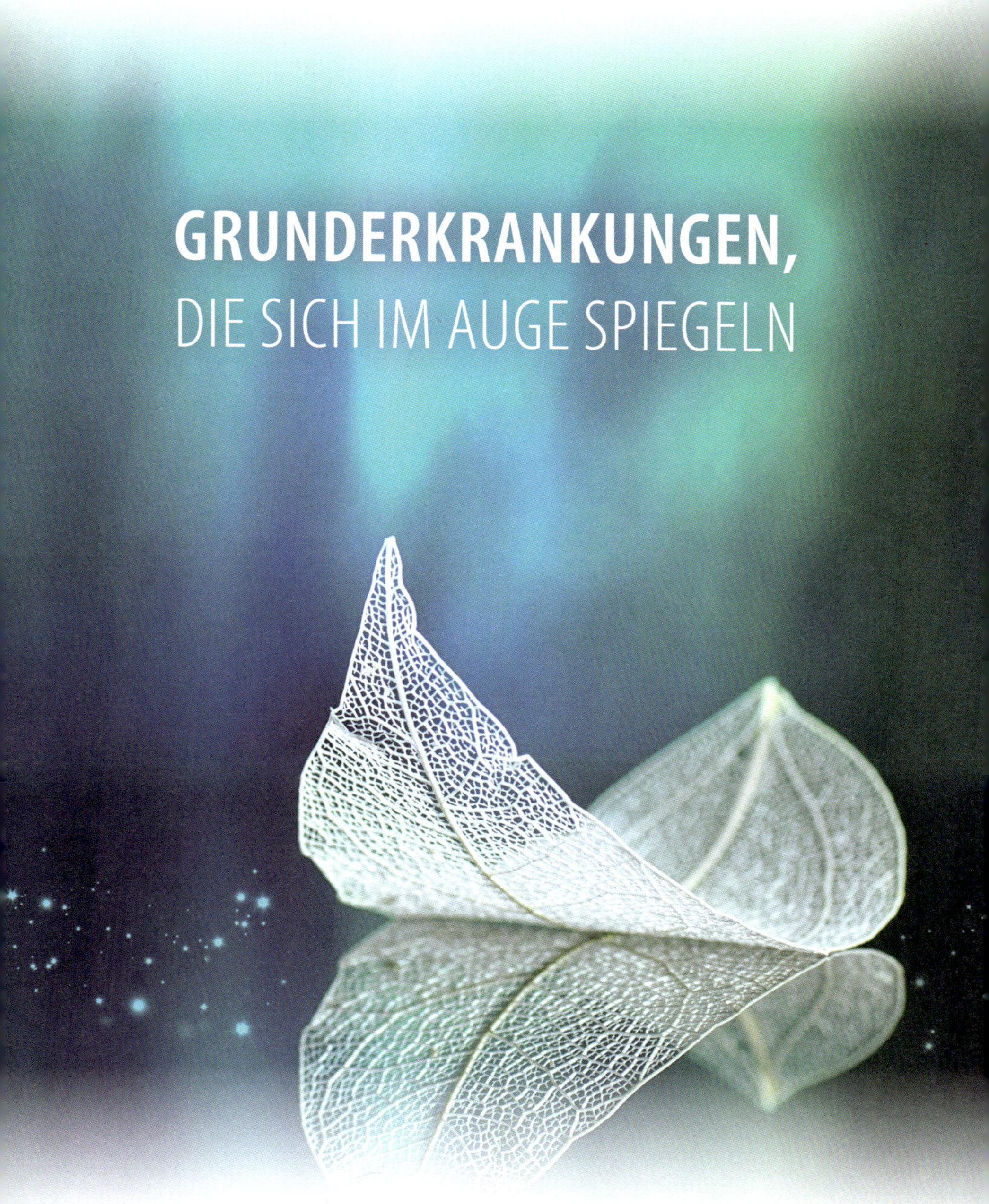

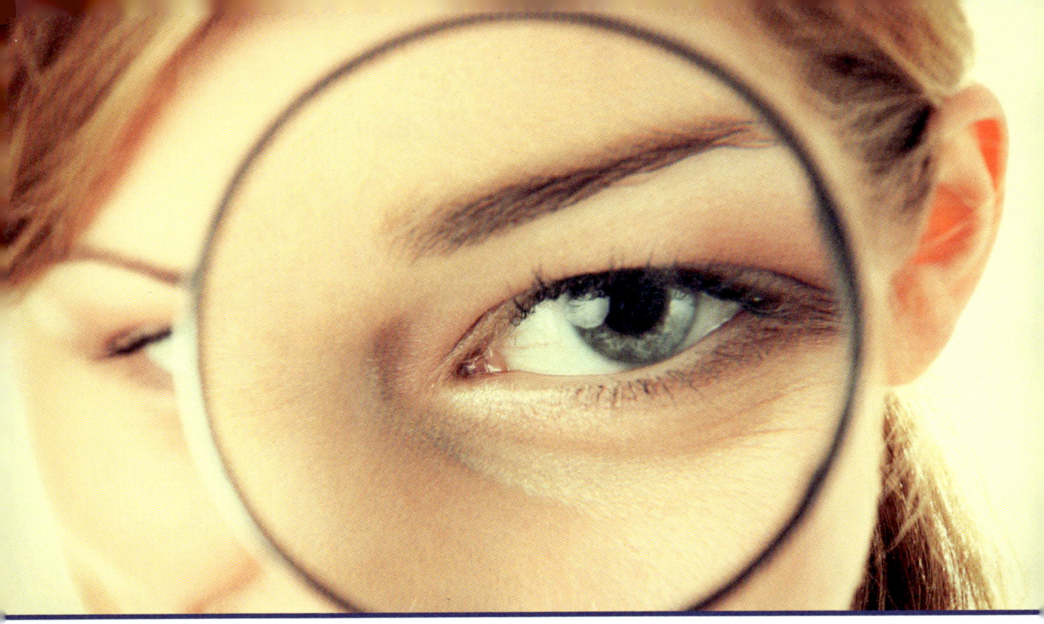

# INFEKTIONEN UND ENTZÜNDUNGEN IM UND AM AUGE

Entzündungen und Infektionen im und am Auge können allein auftreten oder als Begleiterkrankungen. Infektionskrankheiten, die auf die Augen übergehen können, gibt es zahllose. Deshalb beschränken wir uns hier auf die Betrachtung der betroffenen Augenregion.

## Seelischer Hintergrund

Es muss unterschieden werden zwischen Entzündungen in der inneren und in der äußeren Augenregion.
Infektionen im Auge blenden die Sicht und führen zu einer anderen Wahrnehmung der Umwelt. Alles wird anders wahrgenommen, als es tatsächlich ist. Der Betroffene möchte bewusst

oder unbewusst nicht akzeptieren, wie sich die Realität gestaltet, und wehrt sich gegen das Gesehene. Dieser Widerstand führt zur Entzündung im Augeninneren mit der Folge, dass der Betroffene nichts unternehmen kann, solange die Infektion aktiv ist. So braucht er seine Umwelt nicht zu betrachten.
Eine Infektion im äußeren Augenbereich deutet darauf hin, dass es im Umfeld des Betroffenen etwas gibt, was nicht so sein dürfte, z. B. einen Rechtsstreit. Doch es ist ihm im Augenblick nicht möglich, das Gesehene zu verändern. Die äußere Augenpartie spiegelt das als Gefahrenzone erlebte Umfeld.

### Meditation: Nimm es an, und heile

Schließe die Augen, und fühle ganz bewusst in deinen Körper hinein. Ganz tief, bis in dein Herz.

**12 Min. Ruhe**

Das, was dich so belastet und dir auf die Sicht schlägt, kannst du nun ziehen lassen. Dazu musst du nur bewusst die Entscheidung treffen: »Ja, ich lasse los.« Doch es hinterlässt eine tiefe Wunde. Die kann immer wieder aufflammen, wenn sie nicht verschlossen wird. Daher schicke nun Liebe aus deinem Herzen in jede einzelne Zelle deines Seins. In die Haarspitzen, in die Finger und Zehen, bis jede einzelne Zelle heil ist.
Wenn dir danach ist, öffne deine Augen.

## Unterstützende Empfehlungen

- Augenübung: Palmieren (bei inneren Entzündungen)
- Meridianklopfmassage mit der Affirmation: »Ich lasse los und heile meine Wunden mit Liebe.«
- Chakrablüten: Gelbe Teichrose, Augenwohlsalbe, Zellessenz

- Ätherische Öle: Eukalyptus, Teebaum, Lavendel
- Heilkräuter: Schwedenbitter, Kamille, Frauenmantel, Wegwarte, Salbei, Andorn, Kirschbaumharz, Gerste, Augentrost
- CDs: »Heilmusik für Augen und Sehkraft«, »Lass deine Augen berühren«
- Augenumschläge

## TRÄNENDRÜSENENTZÜNDUNG

Bei einer Entzündung der Tränendrüse kommt es zur Schwellung, Rötung, zu Schmerzen und einer Erwärmung. Sie ist eine Begleiterkrankung von anderen Erkrankungen wie z. B. Masern, Mumps oder Grippe. Außerdem kann sie durch Autoimmunerkrankungen und Infekte, z. B. Syphilis (siehe S. 164) oder Tuberkulose (siehe S. 173) ausgelöst werden.

### Seelischer Hintergrund

Der seelische Aspekt dieser Erkrankung hängt mit der Erziehung des Betroffenen in der Kindheit zusammen. Ihm wurde in der Regel beigebracht, dass er niemals weinen darf, weil dies nur Schwächlinge tun. Statt das Kind zu trösten, vermittelten die Eltern ihm, dass es stark sein soll. Durch die unterdrückten Tränen entstand eine Geschwulst, die nun das Wasser staut.

## Meditation: Öffne die Schleusen

Schließe deine Augen, und gehe einmal jede Situation durch, in der du stark sein musstest und keine Schwäche zeigen durftest.

**17 Min. Ruhe**

War es wirklich von Vorteil, nicht zu weinen und stark zu sein? Oder hätte die Schwäche nicht mehr Heilung mit sich gebracht? Gehe für die Beantwortung dieser Fragen in dein Herz, und spüre, wie es schlägt. Nur für dich.

**3 Min. Ruhe**

War es richtig, nicht zu weinen? Oder wäre es besser gewesen, den Schmerz zuzulassen? Die Tränen nicht aufzustauen?

**3 Min. Ruhe**

Lasse den Schmerz nun los. Alles kann wieder fließen. Bitte dein Herz, diese Trauer nach und nach aufzulösen, in Schritten, die du verkraften kannst. Du darfst weinen, es ist okay. Genieße das befreiende Gefühl, und öffne die Augen, wenn du so weit bist.

### Unterstützende Empfehlungen

- Meridianklopfmassage mit der Affirmation: »Weinen ist heilsam.«
- Chakrablüten: Herzchakra-Essenz, Pfad des Herzens
- Ätherisches Öl: Lavendel
- Heilkräuter: Augentrost, Kamille, Frauenmantel, Weinraute, Baldrian

## GERSTENKORN

Beim Gerstenkorn handelt es sich um eine Entzündung am Ober- oder Unterlid. Dieses schwillt rasch an und rötet sich. Die Schwellung kann 5 Millimeter groß werden und ist schmerzhaft. In der Mitte der Schwellung sammelt sich Eiter an, der von außen häufig als gelber Punkt zu erkennen ist.

### Seelischer Hintergrund

So schnell, wie das Gerstenkorn auftritt, so schnell kam das Thema, das dahintersteckt, ins Leben des Betroffenen. Er wurde Zeuge von etwas, was er absolut nicht sehen wollte und nun nicht vergessen kann. Durch diesen Konflikt entsteht das Gerstenkorn. Es hält meist nur kurz an, denn mit der Zeit verblasst die Erinnerung an das Gesehene.

### Meditation: Damit es heilt, vergiss es

Alles, was je in deinem Leben geschehen ist, verwahrst du im Gedächtnis. Doch vieles ist so abgelegt, dass es nur der »Archivar« Unterbewusstsein findet. Er weiß von allem, wo es ist. Er weiß aber auch, wo er es hinlegen muss, damit das Bewusstsein es nicht findet. Schließe die Augen, und gib deinem Unterbewusstsein die Erlaubnis, das Gesehene so zu vergraben, dass es keiner mehr wiederfindet.

**5 Min. Ruhe**

Dein Unterbewusstsein hat das Erlebnis nun versteckt. Fülle den entstandenen Platz mit Herzensliebe, und genieße es, ausnahmsweise einmal etwas vergessen zu haben. Öffne die Augen wieder.

### Unterstützende Empfehlungen

- Meridianklopfmassage mit der Affirmation: »Ich gebe meinem Unterbewusstsein die Erlaubnis, das Gesehene zu vergraben, und heile die Wunde in mir.«
- Chakrablüten: Gelbe Teichrose, Augenwohlsalbe, Juwel der Essenzen, Leberchakra-Essenz, Licht des Herzens, Tränendes Herz
- Ätherisches Öl: Teebaum
- Heilkräuter: Augentrost, Kamille, Frauenmantel, Wegwarte, Salbei, Andorn
- CDs: »Heilmusik für Augen und Sehkraft«, »Lass deine Augen berühren«

## HAGELKORN

Auch beim Hagelkorn handelt es sich um eine Entzündung am Augenlid. Das Hagelkorn kann man vom Gerstenkorn dadurch unterscheiden, dass es wesentlich langsamer anschwillt. Es entsteht ein Knoten am Ober- oder Unterlid, der sich hin und her schieben lässt. Das Hagelkorn schmerzt nicht und macht sich nur über ein Druckgefühl bemerkbar.

### Seelischer Hintergrund

Das Hagelkorn entsteht in Situationen, in denen jemand seinen persönlichen Wert erkennen und Vertrauen in sich selbst fassen darf. Die Sicht wird durch das Hagelkorn so behindert, dass sich der Betroffene auf sich selbst besinnen muss. Dabei lernt er, auf sich und seine Fähigkeiten zu vertrauen und aus eigener Kraft an sein Ziel zu kommen. Ohne die Ausbildung des Hagelkorns hätte er in der entsprechenden Situation die Verantwortung einfach abgegeben.

## Meditation: Lass dich fallen, und fange dich selbst auf

Schließe deine Augen. Sei ganz im Moment. Atme mit jedem Atemzug die Energie des Augenblickes ein. Du bist getragen vom Jetzt. Genieße es.

**7 Min. Ruhe**

Gehe nun in Gedanken eine Treppe hinunter. Stufe für Stufe. Schließlich stehst du vor einer Tür. Auf dieser steht: »Selbstvertrauen«. Du öffnest die Tür und betrittst nun einen Raum voller Pokale und Trophäen. Schaue dich um. Alles glänzt im Schein des Erfolges.

**2 Min. Ruhe**

Du siehst nun eine Person im Zimmer stehen, aber du erkennst sie noch nicht richtig. Sie kommt immer näher zu dir. Jetzt steht sie vor dir und sagt: »Hallo, wie geht's?«
Du bist im ersten Moment verblüfft. Das bist du! Aber doch nicht du. Die Stimme ist deine – aber doch nicht deine. Es gibt einen Unterschied. Diese Person strahlt mit jeder Pore ihres Seins Sicherheit und Zuversicht aus. Ihre Stimme ist prägnant und zielstrebig, ohne den Hauch von Zweifel. Sie ist dein Selbstvertrauen. Du setzt dich mit ihm hin und unterhältst dich. Höre ganz genau zu, was es sagt.

**20 Min. Ruhe**

Nimm dir zu Herzen, was dein Selbstvertrauen dir gesagt hat. Nimm es zum Abschied in die Arme. Du gehst wieder zur Tür hinaus und die Treppe hoch. Du nimmst die Gewissheit mit: Dein Selbstvertrauen ist nun immer bei dir. Öffne deine Augen.

### Unterstützende Empfehlungen

- Meridianklopfmassage mit der Affirmation: »Ich finde Halt in mir und erkenne meinen Selbstwert.«
- Chakrablüten: Herzchakra-Essenz, Gelbe Teichrose, Solarplexus-Essenz, Augenwohlsalbe
- Ätherische Öle: Zitrone, Weihrauch, Ylang-Ylang, Patchouli
- Heilkräuter: Augentrost, Kamille, Frauenmantel, Wegwarte, Salbei, Andorn
- CDs: »Heilmusik für Augen und Sehkraft«, »Lass deine Augen berühren«

## BINDEHAUTENTZÜNDUNG/KONJUNKTIVITIS

Auch bei der Bindehautentzündung handelt es sich um eine Augenerkrankung, die vielerlei Ursachen haben kann und sowohl als alleinige Augenerkrankung als auch als Begleiterkrankung vorkommt. Ganz banale Ursachen wie zu lange PC-Tätigkeit mit einer verringerten Lidschlagfrequenz oder ein seelischer Konflikt können ihr zugrunde liegen. Bei der Bindehautentzündung sind die Augen einseitig oder beidseitig stark gerötet, jucken, schmerzen und tränen.

### Seelischer Hintergrund

Wenn jemand eine Bindehautentzündung entwickelt, gibt es etwas, was für ihn nur schwer mit anzusehen ist. Er kann die Situation einfach nicht ertragen. Daher ist es ratsam, den Blick auf etwas Schönes zu lenken.

### Meditation: Vergiss es, oder verstehe es ganz

Schließe deine Augen, und gehe in dich. Spüre ganz tief in dich hinein. Was sagt dein Körper dir? Wie möchte er mit der Situation verfahren?
Möchte er vergessen? Dann gib dir selbst die Erlaubnis dazu. Diese Erinnerung soll nicht zu dir gehören. Daher erlöse sie, und fülle die entstandene Lücke mit Liebe auf. Lasse die Liebe aus deinem Herzen in jede Zelle deines Seins fließen, besonders in die Wunde, damit sie heilen kann.
Oder möchte dein Körper wissen, worum es geht? Dann gehe ganz bewusst noch einmal in diese Situation hinein, und schaue ganz genau hin. Sieh, was geschieht und warum es geschieht.

**5 Min. Ruhe**

Du wirst erkennen: Es war gar nicht so schlimm, wie es den Anschein hatte. Sei von Herzen dankbar für diese Erkenntnis, und öffne deine Augen.

## Unterstützende Empfehlungen

- Chakrablüten: Juwel der Essenzen, Essenz der Klarheit, Leberchakra-Essenz, Tierchakra-Essenz, Licht des Herzens
- Heilkräuter: Augentrost, Kamille, Frauenmantel, Wegwarte, Salbei, Andorn
- CDs: »Heilmusik für Augen und Sehkraft«, »Lass deine Augen berühren«

# UVEITIS

Eine Uveitis ist eine Entzündung der inneren Augenhäute (Uvea). Dazu zählen die Aderhaut, der Ziliarkörper und die Regenbogenhaut. Auch der Glaskörper, Zellen der Augenvorderkammer, der Pars plana (Übergang von der Netzhaut zum Ziliarkörper) und die Netzhautvenen können sich entzünden. Eine große Anzahl von Erkrankungen haben die Uveitis als Begleiterkrankung. Neben den allgemeinen Entzündungssymptomen treten dabei intensive Schmerzen und Blendempfindlichkeit der Augen auf. Die Augen tränen stark, und es kann zu Schleiersehen durch Eintrübungen der lichtbrechenden Schichten kommen.
Eine Uveitis kann u. a. mit Herpes Zoster (Gürtelrose), Röteln, AIDS, Toxoplasmose, Tuberkulose, Lepra, Syphilis und Borreliose einhergehen. Dies sollten Sie unbedingt abklären und eventuell auch die Themen dieser Beschwerden bearbeiten.
Die Regenbogenhautentzündung, die nach einer Infektion auftritt, ist oft keine direkte Augeninfektion. Sie ist eine Antwort auf die Auseinandersetzung des Körpers mit den Keimen.

## Seelischer Hintergrund

Bei einer Uveitis ist der Betroffene der Meinung, dass er im Leben etwas übersehen hat. Er glaubt, dass es sein ganzes Leben verändert hätte, wenn dies nicht geschehen wäre. Doch dies ist ein Irrglaube, denn es wurde gar nichts übersehen. Der Betroffene leidet stark und macht sich selbst Vorwürfe für etwas, was es nicht gibt.

### Meditation: Verzeihe dir selbst

Schließe deine Augen, und atme bewusst ein und aus. Ein und aus. Sei ganz im Hier und Jetzt.

**7 Min. Ruhe**

Stelle dir vor, du selbst stehst vor dir. Das bist du in dem Moment, in dem das geschehen ist, was du übersehen hast. Was würdest du zu dir selbst sagen? Was würdest du machen?

**4 Min. Ruhe**

Du würdest gar nichts anders machen. Denn genau so, wie du gehandelt hast, war es richtig.

**3 Min. Ruhe**

Sei stolz auf dich. Genieße dein Leben in dem Wissen: Es sollte so sein und war richtig. Öffne die Augen, wenn du bereit dazu bist.

### Unterstützende Empfehlungen

- Augenübung: Palmieren
- Meridianklopfmassage mit der Affirmation: »Ich verzeihe mir und erkenne, dass ich alles richtig gemacht habe.«
- Chakrablüten: Rad des Lebens, Gelbe Teichrose, Befreiungsessenz
- Ätherisches Öl: Teebaum
- Heilkräuter: Schwedenbitter, Kamille, Frauenmantel, Wegwarte, Ingwer, Salbei, Andorn, Kirschbaumharz, Gerste
- CDs: »Heilmusik für Augen und Sehkraft«, »Lass deine Augen berühren«

## AUGENLIDENTZÜNDUNG

Bei einer Augenlidentzündung hat sich eine Drüse am Lidrand entzündet, wodurch das Lid anschwillt. Sie ist zu unterscheiden vom Gersten- oder Hagelkorn und der Bindehautentzündung.

### Seelischer Hintergrund

Bei einer Augenlidentzündung möchte der Betroffene den Alltagstrott nicht mehr sehen. Er quält ihn so sehr, dass der Wunsch entsteht, die Augen erst gar nicht mehr öffnen zu müssen. Deshalb entzünden sich die Augen und schmerzen.

### Meditation: Genieße den Alltag, und mache ihn besonders

Sieh deinen Tag einmal nicht als eine Liste zum Abarbeiten an, sondern als das, was er ist: ein einzigartiger Moment, der gelebt werden möchte. Genau jetzt. Er möchte besonders sein, nicht gewöhnlich. Daher mache einfach einmal etwas Spontanes, und deine Augen freuen sich.

### Unterstützende Empfehlungen

- Meridianklopfmassage mit der Affirmation: »Jeder Tag ist einzigartig.«
- Chakrablüten: Sirius-Essenz, Juwel der Essenzen, Leberchakra-Essenz, Tierchakra-Essenz, Licht des Herzens
- Ätherische Öle: Teebaum, Lavendel
- Heilkräuter: Augentrost, Kamille, Frauenmantel, Wegwarte, Salbei, Andorn
- CDs: »Heilmusik für Augen und Sehkraft«, »Lass deine Augen berühren«

## ENTZÜNDUNG DES SEHNERVS/OPTIKUSNEURITIS

Bei einer Entzündung des Sehnervs kommt es zu Schmerzen beim Bewegen der Augen und einem Druckgefühl in den Augäpfeln. Durch die Entzündung verschlechtert sich das Sehvermögen drastisch innerhalb weniger Tage bis Stunden, und es kommt zu Gesichtsfeldausfällen. Nach 2 bis 4 Wochen klingt die Entzündung in der Regel ab. Es kommt aber vor, dass einige Sehbereiche weiterhin beeinträchtigt bleiben, Farben z. B. nicht mehr so kräftig zu sehen, Kontraste weniger deutlich sind oder das räumliche Sehen vermindert ist. Wenn Sehnerventzündungen häufig vorkommen und chronisch werden, kann dies zu einem Verlust der Sehleistung führen.

### Seelischer Hintergrund

Entzündet sich der Sehnerv, braucht der Betroffene Ruhe und Zeit für sich selbst. Das bislang Gesehene war viel zu viel und strapazierte seine Nerven. Die Augen verschlechtern sich, damit er die Chance bekommt, sich selbst wiederzufinden.

### Meditation: Reise zu dir

Schließe die Augen, und gehe in Gedanken Stufe für Stufe eine Treppe hinunter. Tiefer und tiefer. Die Augen werden dir in deiner Vorstellung schon schwer, doch du gehst immer weiter. Du schließt sie, und plötzlich bist du angekommen: genau da, wo du hinwolltest. Du bist bei dir. Schaue dich ganz genau um. Was erkennst du?

**17 Min. Ruhe**

Es ist schön, Zeit bei dir selbst zu verbringen. Genieße dies, solange und sooft du möchtest. Öffne deine Augen wieder.

### Unterstützende Empfehlungen

- Meridianklopfmassage mit der Affirmation: »Ich nehme mir Zeit für mich.«
- Chakrablüten: Zellessenz, Gelbe Teichrose, Licht des Herzens
- Ätherische Öle: Eukalyptus, römische Kamille, Lavendel, Wacholder, Nelke, Zedernholz
- Heilkräuter: Schwedenbitter, Kamille, Frauenmantel, Wegwarte, Salbei, Andorn, Gerste
- CD: »Heilmusik für Augen und Sehkraft«
- Augenakupunktur
- Farbpunktur
- Farbtherapie

## ENTZÜNDUNG DER REGENBOGENHAUT/IRITIS

Hier handelt es sich um eine Form der Uveitis (siehe S. 25), bei der lediglich die Iris entzündet ist.

### Seelischer Hintergrund

Es gibt verschiedene Formen des Sehens: das Erkennen und das Sehen. Alles, was erkannt wird, wird nicht unbedingt auch gesehen in dem Sinn, dass ihm Bedeutung beigemessen wird. Nur, wenn etwas wichtig für den Menschen ist, sieht er es auch wirklich. Alles andere bleibt unverarbeitet. Ein von Iritis Betroffener hat einmal etwas sehr Wichtiges und Entscheidendes zwar erkannt, aber nicht gesehen. Dadurch ist ein Konflikt in der Wahrnehmung entstanden. Dieser ist für ihn nicht lösbar, solange er sich selbst vorwirft, dass er etwas übersehen hat. Dies sorgt dafür, dass er alles wahrnehmen will, um bloß nichts zu übersehen. Doch das bedeutet einen riesigen Mehraufwand für alle Sinne. Die Augen müssen viel genauer und deutlicher sehen, bis sie völlig erschöpft sind und schmerzen. Das Gehirn ist aufgrund der höheren Arbeitsleistung angreifbarer, und der gesamte Organismus ist angespannt. Der Körper nimmt sich dann selbst Pausen, indem er schmerzt. Das zwingt den Betroffenen, einen Gang zurückzuschalten.

### Meditation: Lasse los

Schließe deine Augen, und gönne dir eine Pause. Alles, was an Informationen auf dich einprasselt und deinen Kopf rotieren lässt, darf jetzt zu Ende gedacht werden. Jeder einzelne Gedanke.

**9 Min. Ruhe**

Lasse deinen Blick über alles schweifen, was dich in deinem Inneren bewegt.

**6 Min. Ruhe**

Was zieht deine Aufmerksamkeit immer wieder an? Wo bleibt dein Blick hängen? Welcher Moment ist das?

**2 Min. Ruhe**

Wo bist du gerade? Wer ist bei dir? Wie alt bist du? Was genau geschieht?

**16 Min. Ruhe**

Diese Situation musste und wollte ein letztes Mal angeschaut werden, um für immer geheilt werden zu können. Dadurch, dass du sie angeschaut hast, ist die Wunde gesäubert worden. Nun darf sie heilen. Gehe dazu in dein Herz, und lasse seine Liebe in jede einzelne Zelle deines Seins strahlen. Genieße dieses wärmende Gefühl, das alle deine Zellen durchströmt.

**16 Min. Ruhe**

Öffne deine Augen, wenn dir danach ist.

### Unterstützende Empfehlungen

- Augenübung: Palmieren
- Chakrablüten: Zellsalbe, Gelbe Teichrose, Herzchakra-Essenz
- Ätherische Öle: Eukalyptus, Pfefferminze, Lavendel, Wacholder, Zedernholz
- Heilkräuter: Schwedenbitter, Kamille, Frauenmantel, Wegwarte, Salbei, Andorn, Gerste
- CD: »Heilmusik für Augen und Sehkraft«

## ENTZÜNDUNG DER HORNHAUT/KERATITIS

Bei einer Keratitis entzündet sich die vordere, lichtbrechende Schicht des Auges. Durch das Tragen von Kontaktlinsen, durch trockene Augen und durch Bakterien, Viren oder Pilze kommt es zu kleinen Verletzungen der Hornhaut, und sie entzündet sich. Trübungen können als weiße Flecken auf dem Auge sichtbar werden. Eine Keratitis schmerzt sehr stark und geht mit Rötungen der Augen wie bei einer Bindehautentzündung einher. Wird das Endothel beschädigt, quillt es auf, wodurch es zu starken Sehkraftbeeinträchtigungen kommt. Schwierig wird es, wenn als Folge der Keratitis aus den Hornhautnarben Hornhautgeschwüre werden. Eine weitere schwerwiegende Folge stellt eine Iritis dar, wenn sich die Entzündung also weiter ins Augeninnere ausbreitet. Begleitsymptome der Keratitis sind Blendempflindlichkeit, Lichtscheu und der krampfhafte Verschluss des Augenlids. Im schlimmsten Fall kann ein aus einer Narbe entstandenes Geschwür nach innen durchbrechen, sodass das Kammerwasser aus dem Auge läuft.

## Seelischer Hintergrund

Menschen mit dieser Augenerkrankung sind es leid, von anderen Menschen immer wieder gebrochen zu werden. Sie wollen sich davor schützen, und daher beginnt der Körper damit, sich dem zu widersetzen. Er sorgt dafür, dass das ins Auge einfallende Licht nicht mehr so stark gebrochen werden kann.

### Meditation: Sei dankbar und unzerbrechlich

Du bist eine sehr starke Persönlichkeit, auch wenn es auf den ersten Blick vielleicht nicht so scheint. Du kannst deine Stärke nicht zeigen, und das sorgt dafür, dass du gebrochen wirst. Wann war das erste Mal, dass du gebrochen wurdest? Welches Gefühl verbindest du damit?

**17 Min. Ruhe**

Du warst damals noch ganz klein und hilflos im Vergleich zu jetzt. Heute bist du groß und stark. Du kannst nun deine wahre Größe zeigen – ohne Angst. Fühle einmal, wie es ist, in deiner Kraft zu sein. Traue dich, und spüre ganz genau hin.

**12 Min. Ruhe**

Es ist dein Leben, also lebe es auch so. Erlaube den Wunden, zu heilen, indem du Liebe aus deinem Herzen in jede einzelne Zelle strahlen lässt. So lange, bis die Wunde völlig geschlossen ist. Genieße es, zu sein, und öffne die Augen wieder.

## Unterstützende Empfehlungen

- Meridianklopfmassage mit der Affirmation: »Ich bin stark, und keiner kann mich brechen.«
- Chakrablüten: Herzchakra-Essenz, Gelbe Teichrose, Zellessenz, Essenz der Klarheit, Juwel der Essenzen

- Ätherisches Öl: Eukalyptus
- Heilkräuter: Schwedenbitter, Kamille, Frauenmantel, Wegwarte, Ingwer, Salbei, Andorn, Kirschbaumharz, Gerste, Zinnkraut
- CD: »Heilmusik für Augen und Sehkraft«

## RHEUMATISCHE AUGENERKRANKUNGEN

Rheuma kann auch die Augen betreffen. Es führt zu schmerzhaften Entzündungen der Regenbogenhaut (Iris), des Ziliarkörpers und der Aderhaut (Choroidea) – sprich der Uvea. Die Symptome können ganz unterschiedlich ausfallen und reichen von einem trockenen Auge bis zu einer Uveitis. Die Augen brennen, sind gerötet und schmerzen sehr stark. Weitere Folgen sind Blendempfindlichkeit und Beeinträchtigungen der Sehschärfe bis hin zur Erblindung.

### Seelischer Hintergrund

Rheumatische Erkrankungen treten auf, wenn jemand seinen Körper und dessen Bedürfnisse und Hinweise zu lange ignoriert. Dieser zeigt über die Schmerzen, wo er Aufmerksamkeit braucht. Durch die vorangegangene Vernachlässigung hat sich das Gewebe an diesen Stellen verschlossen und verkrampft. Der Körper schützt sich auf diese Weise davor, dass noch mehr Blockaden auftreten.

## Meditation: Lasse los, und werde frei

Alles, was du in deinem Leben erlebt und nicht verarbeitet hast, blockiert dich ein Stück weit. Schließe deine Augen, und spüre einmal ganz bewusst in deinen Körper. Wo gibt es im Moment die stärksten Blockaden?

**3 Min. Ruhe**

Gehe nun mit deiner Aufmerksamkeit an die Stelle, an der sich die wenigsten, aber doch Blockaden befinden. Spüre genau hin. Was blockiert dich dort? Was verhindert, dass alles im Fluss ist?

**9 Min. Ruhe**

Nun gehe einen Schritt weiter. Diese Blockaden, die du erkannt hast, sind wie Äste in einem Fluss. Sie stauen das Wasser und lenken es in neue Bahnen. Entferne sie. Entferne alle Dämme, und lasse das Wasser wieder ungehindert in den vorgesehenen Bahnen fließen.

**12 Min. Ruhe**

So ist alles viel leichter. Öffne die Augen, wenn du so weit bist. Wiederhole diese Meditation, sooft du möchtest. Es ist dein Leben. Löse Stück für Stück die Blockaden auf, und einfach alles wird leichter.

### Unterstützende Empfehlungen

- Augenübung: Palmieren
- Meridianklopfmassage mit der Affirmation: »Ich befreie mich Stück für Stück von allen Blockaden. Ich höre auf meinen Körper und achte ihn.«
- Chakrablüten: Herzchakra-Essenz, Hüter der kosmischen Wahrheit, magnetische Essenz, Nierenchakra-Essenz, Waldfee-Essenz, Wiege des Herzens, Wurzelchakra-Essenz, Moorfee-Essenz, Sunrise-Essenz

- Ätherische Öle: Majoran, Kamille, Frauenmantel
- Heilkräuter: Schwedenbitter, Kamille, Frauenmantel, Wegwarte, Salbei, Gerste, Kirschbaumharz
- CDs: »Heilmusik für Augen und Sehkraft«, »Lass deine Augen berühren«

## TRACHOM

Bei dieser Infektionskrankheit der Augen kommt es zunächst zu einer Bindehautentzündung auf beiden Augen. Es fühlt sich an, als hätte man einen Fremdkörper unter den Augenlidern, und die Augen tränen stark. Im weiteren Krankheitsverlauf bilden sich an der Bindehaut des Oberlides Lymphfollikel. Dadurch fühlt sich die Oberfläche der Bindehaut rau an. Gleichzeitig schwillt das Lid an und hängt herab wie bei einer Ptosis. Manchmal gibt es sogenannte Gefäßeinsprossungen am oberen Rand der Hornhaut, die eigentlich gefäßlos ist. Wenn die Follikel an der Bindehaut platzen, entstehen Narben am Oberlid. Diese ziehen sich zusammen, wodurch das Oberlid nach innen gewendet wird. Ein Entropium entsteht (siehe S. 239). Dadurch scheuern die Wimpern bei jedem Lidschlag und jeder Augenbewegung an der Hornhaut, was diese verletzt und zu Infektionen und Narbenbildung führen kann. Die Narben heilen unter Trübung der Hornhaut aus und beeinträchtigen in der Folge das Sehvermögen. Unbehandelt kann ein Trachom zur Erblindung führen.

## Seelischer Hintergrund

Menschen mit dieser Augenerkrankung wollen vergängliche Augenblicke auf ewig bewahren. Doch das ist unmöglich, denn das Leben ist nun einmal endlich. Dies verursacht einen inneren Konflikt, durch den sich die Augen verschlechtern, damit die Sehreize reduziert werden – bis zur völligen Ausblendung des Sehens.

### Meditation: Alles ist vergänglich, und genau so ist es gut

Nimm einmal das, was gerade vor dir steht oder liegt, in die Hand. Betrachte es ganz genau.

**7 Min. Ruhe**

Ist es wirklich das, was du möchtest? Nur eine Sache auf ewig festhalten? Nur einen Gegenstand betrachten und alles andere für alle Zeit ausblenden?

**3 Min. Ruhe**

Das ist kein Leben, sondern ein Verharren. Genieße es lieber, im Jetzt zu sein. Diesen Augenblick auszukosten, eben um seiner Vergänglichkeit willen. Gib dir die Erlaubnis dazu, und du wirst wirklich leben.

## Unterstützende Empfehlungen

- Meridianklopfmassage mit der Affirmation: »Ich lebe im Heute und lasse die Vergangenheit ruhen.«
- Chakrablüten: Zellsalbe, Zellessenz, Rad des Lebens
- Ätherische Öle: Weihrauch, Rosmarin
- Heilkräuter: Schwedenbitter, Zinnkraut
- CD: »Heilmusik für Augen und Sehkraft«

## AUGENHERPES

Beim Herpes corneae handelt es sich um eine Entzündung der Augenhornhaut. Diese kann unterschiedlich tief liegen. Bei einer oberflächlichen Entzündung ist nur die oberste Schicht der Hornhaut, das Epithel, betroffen. Bei einer tieferen Entzündung der Hornhaut ist das Stroma (3. Schicht der Hornhaut) entzündet, während das Epithel gesund bleibt. Es bilden sich Infiltrate im Stroma. Bei der endothelialen Keratitis ist die 5., innerste Schicht der Hornhaut infiziert. Durch das Anschwellen des Endothels an der Rückseite der Hornhaut wird diese verdickt, was zu einem Glaukom führen kann, da das Kammerwasser nicht mehr ungehindert abfließt und sich der Augeninnendruck erhöht (siehe S. 188).

### Seelischer Hintergrund

Wenn jemand Herpes am Auge entwickelt, hat er etwas gesehen, was ihn verletzt hat oder grausig anzuschauen war. Er kann und will das Ereignis nicht vergessen, obwohl er es nicht ertragen kann. Er hat sich regelrecht davor geekelt. Eine positive Wende kann dadurch eingeleitet werden, dass der Betroffene versucht, zu erkennen, was diese Situation Positives für ihn selbst gebracht hat oder bringen könnte.

### Meditation: Was ist Positives daran?

Schließe jetzt deine Augen. Denke noch einmal an die grauenvolle Situation. Was ist da genau passiert? Was hat dich schockiert? Was hat dich so verletzt, dass du es für immer bewahren möchtest?

**2 Min. Ruhe**

Ist es nicht an der Zeit, dich davon zu lösen und das Ereignis gehen zu lassen? Damit alles wieder heil sein kann?

**1 Min. Ruhe**

Sieh dazu die Situation, den Moment, einmal ganz anders. Von einer anderen Seite. Was hat es dir Gutes gebracht, dass du das gesehen und erlebt hast? Wozu hat es dich gemacht?

**15 Min. Ruhe**

Alles verändert uns. Egal, was wir erleben, wir können nicht anders, als damit in Resonanz zu gehen. Wir bestimmen über unser Leben, also sollten wir es positiv gestalten.
Öffne deinen Augen, wenn du möchtest.

### Unterstützende Empfehlungen

- Meridianklopfmassage mit der Affirmation: »Ich erkenne das Gute in allem.«
- Chakrablüten: Zellessenz, Gelbe Teichrose, Rad des Lebens, Herzchakra-Essenz
- Ätherische Öle: Pfefferminze, Teebaum, Immortelle, Gewürznelke, Lavendel, Eukalyptus, Zitrone, Zypresse
- Heilkräuter: Schwedenbitter, Zinnkraut
- CD: »Heilmusik für Augen und Sehkraft«

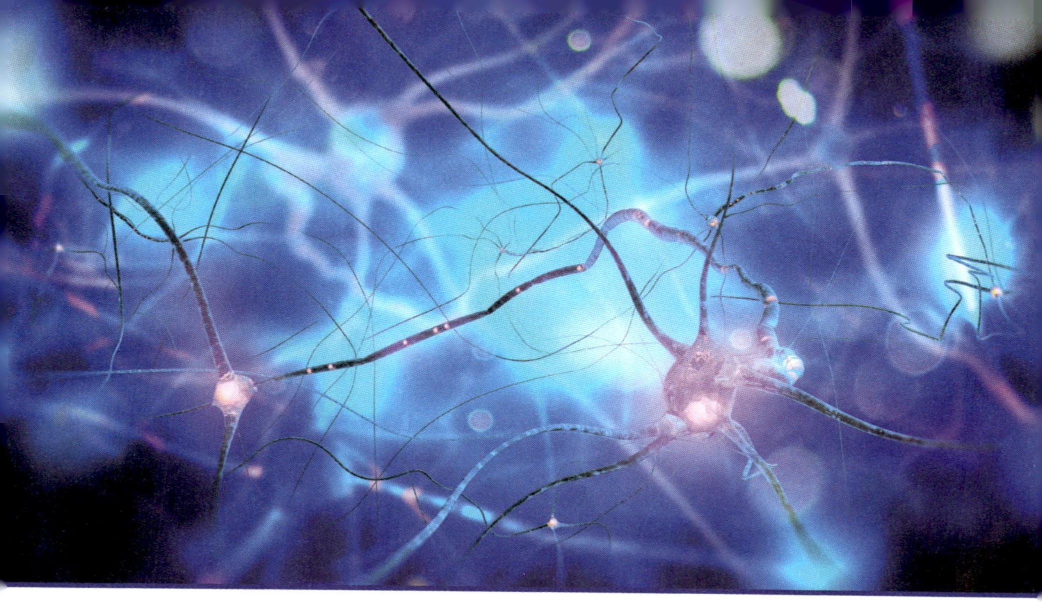

# NEUROLOGISCHE ERKRANKUNG

Es gibt viele Ursachen für Nervenschädigungen. Darunter fallen mechanische Schädigungen durch Druck oder Verletzung, z. B. durch Zysten, Tumore oder einen Schlaganfall, aber auch durch einen zu hohen Augeninnendruck oder ein Aneurysma im Gehirn. Es kommt zu unterschiedlichen Gesichtsfeldausfällen, je nachdem, wo der Bereich liegt, der beschädigt wurde. Auch Stoffwechselerkrankungen wie die bei Diabetes mellitus auftretende diabetische Neuropathie sowie alle Erkrankungen, die mit Durchblutungsstörungen einhergehen, können zu Gesichtsfeldausfällen führen. Weitere Veränderungen der Augen werden durch Multiple Sklerose, Morbus Parkinson, aber auch durch Infektionskrankheiten oder Nervengifte wie Alkohol, Nikotin und Drogen sowie Medikamente verursacht.

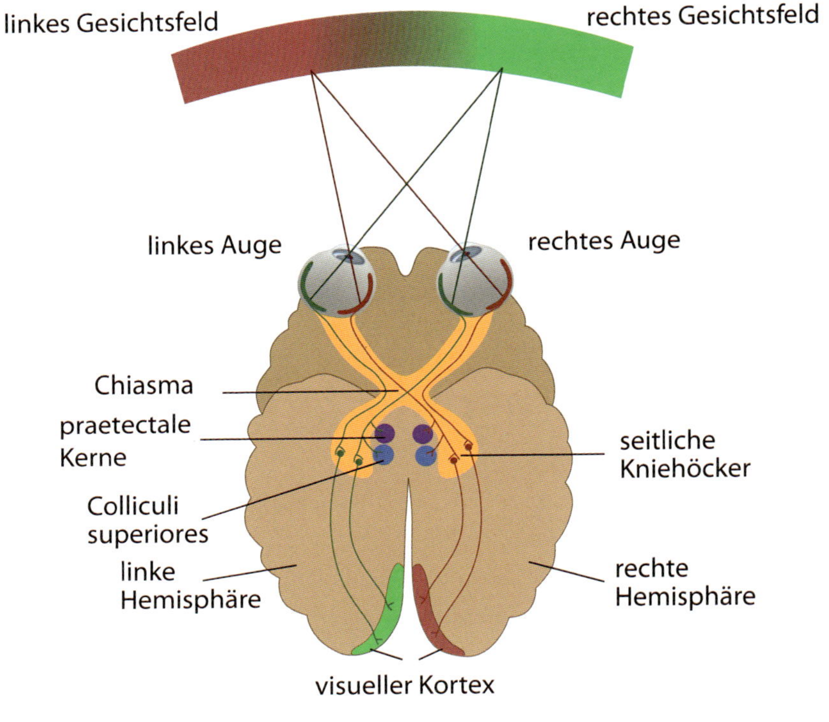


Im obigen Bild sehen Sie die Sehnerven und Nervenbahnen der bildhaften Wahrnehmung. Die Augen fangen das Licht ein und wandeln es in einen neuronalen Reiz um, der über die Sehnerven zum Chiasma, der Sehnervkreuzung, getragen wird. Dort finden ein erster Informationsaustausch der Seheindrücke beider Augen und eine Umgruppierung der Sehnerven statt, sodass die Informationen über das linke Gesichtsfeld beider Augen zur linken, über das rechte Gesichtsfeld zur rechten Hemisphäre gehen. Nach dem Chiasma verlaufen die Nerven durch die optischen Trakten weiter zu den seitlichen Kniehöckern. Von dort gelangt die Information aus dem Auge über die Gratiolet'sche Strahlung in die Sehrinde am Hinterkopf. Je nachdem, an welcher Stelle es zu Beeinträchtigungen kommt, kann es unterschiedliche Gesichtsfeldausfälle geben. Schäden am Sehnerv betreffen ein Auge. Läsionen hinter der Kreuzung der Sehnerven betreffen eine Gesichtsfeldhälfte, Probleme in den optischen Trakten und der Gratiolet'schen Strahlung ebenso. Je nach Schädigung können ganze Quadranten des Gesichtsfeldes ausfallen oder nur kleinere Skotome auftreten.

## Seelischer Hintergrund

Nervenschäden zeigen auf, dass der Betroffene durch eine Situation wie vom Schlag getroffen wurde. Sie kam so überraschend, dass er die Orientierung verliert und gezwungen wird, sich neu zu sortieren. War der Schlag zu stark oder kann der Betroffene sich nicht reorganisieren, werden körpereigene Maßnahmen getroffen, die dafür sorgen, dass dies zu einem späteren Zeitpunkt geschehen kann.

### Meditation: Der Körper macht alles mit Bedacht

Schließe die Augen, und gehe ganz bewusst in dein Herz. Spüre hinein. Was möchte dir deine Krankheit sagen? Warum hast du diesen Schaden erlitten? Spüre genau hin, und lasse dein Herz dir die Antwort zeigen.

**9 Min. Ruhe**

Wenn du verstehst, warum es genau so, wie es war, dazu führte, wie es jetzt ist, musst du nicht befürchten, dass es so bleibt. Es wird wieder besser werden, sobald du bereit bist, die Erfahrung aus der Schädigung zu ziehen, und sie mit Liebe heilen lässt. Öffne deine Augen, wenn du möchtest.

### Unterstützende Empfehlungen

- Augenübung: Palmieren
- Meridianklopfmassage mit der Affirmation: »Mein Nervensystem regeneriert sich.«
- Chakrablüten: Rad des Lebens, Little Helper, Balsamessenz, Schutzessenz, Zellessenz
- Ätherische Öle: Pfefferminze, Lavendel, Grapefruit, Zedernholz, Zitronengras, Geranie, römische Kamille, Orange
- Heilkräuter: Quendel, Johanniskraut
- CD: »Heilmusik für Augen und Sehkraft«
- Farbtherapie
- Augenakupunktur

## NERVUS-OPTICUS-ATROPHIE

Bei dieser Augenerkrankung handelt es sich um die Degeneration des Sehnervs durch Nervenzellenschwund. Bei vielen neurologischen Erkrankungen ist sie deshalb ein wichtiges Symptom. Häufigste Anzeichen sind Gesichtsfeldausfälle und eine Reduzierung der Sehleistung bis hin zur völligen Erblindung. Zuvor treten Symptome wie Blendempflindlichkeit und Probleme bei der Regulation der Pupille auf unterschiedliche Lichtverhältnisse auf.

## Seelischer Hintergrund

Menschen mit Optikusatrophie sind auf der Suche nach einem friedlichen Leben im Einklang mit ihrer Außenwelt. Die Einheit ist das höhere Ziel, das sie erreichen möchten. Das Problem ist nur, dass das äußere Umfeld dies nicht begünstigt, weil es darin Menschen gibt, die etwas dagegen haben. Der Betroffene muss daher lernen, die Einheit nicht in der Außenwelt zu suchen. Frieden kann man nur von innen heraus entwickeln.

### Meditation: Finde es in dir

Schließe die Augen, und gehe in Gedanken eine Treppe hinunter. Stufe für Stufe. Gehe immer tiefer, bis du am Ende ankommst.

**6 Min. Ruhe**

Schaue dich um. Du siehst plötzlich eine Tür. Öffne sie, und gehe hindurch. Dahinter liegt ein Paradies, das nur für dich existiert. Sieh es dir jetzt einmal ganz genau an.

**17 Min. Ruhe**

Dein Paradies ist immer für dich da, du kannst es jederzeit besuchen. Das Einzige, was du dafür tun musst, ist, die Treppe hinunterzugehen. Öffne jetzt deine Augen wieder.

## Unterstützende Empfehlungen

- Meridianklopfmassage mit der Affirmation: »Ich finde das Paradies in mir.«
- Chakrablüten: Zellessenz, Herzchakra-Essenz
- Ätherische Öle: Geranie, Zitronengras
- Heilkräuter: Schwedenbitter, Johanniskraut, Quendel
- CD: »Heilmusik für Augen und Sehkraft«

- Farbtherapie
- Augenakupunktur

## SCHLAGANFALL/APOPLEX

Ein Schlaganfall kann unterschiedliche Ursachen haben. Durch ihn kommt es zu einer plötzlichen, »schlagartigen« Lähmung. Erste Anzeichen können ein schiefer Mundwinkel, Motorik- und Sprachstörungen sein. Oft kommen eine Bewusstlosigkeit oder Bewusstseinsstörungen, z. B. eine Orientierungsstörung, hinzu. Lähmungen im Gesicht, den Extremitäten oder einer ganzen Körperhälfte sind häufige Anzeichen. Aber auch Wortfindungsschwierigkeiten, Schwindel und Verwirrung können auf einen Schlaganfall hindeuten. Bei einem länger anhaltenden Ausfall von Funktionen droht eine Minderversorgung des Gehirns und der Organe mit Blut, was schwerwiegende, oft dauerhafte Folgen hat.

### Augenveränderung durch Schlaganfall

Durch die Minderversorgung des Gehirns und der Augen mit Blut kommt es zu Sehstörungen, die ein oder auch beide Augen betreffen. Dies kann sich in Gesichtsfeldausfällen und Problemen der Augensteuerung oder der Bildverarbeitung im Sehzentrum äußern. Die Wahrnehmung von Doppelbildern ist möglich. Auch ungleiche Pupillengrößen oder eine einseitige Pupillenerweiterung gehört zu den Folgen. Eine Blutung im Hirn kann einen Sehnerv quetschen, ein Auge nach außen drücken oder andere Nervenbahnen der Bildverarbeitung beschädigen. Dies führt zu einseitigen Gesichtsfeldausfällen. Weitere Folgen sind Maculadegeneration, grauer Star oder grüner Star als Folgeerkrankungen der Minderdurchblutung bzw. Stoffwechselstörung des Auges.

## Seelischer Hintergrund

Menschen, die einen Schlaganfall erleiden, haben ihr ganzes Leben lang keine Anerkennung erfahren, obwohl sie sich stets die größte Mühe gegeben haben. Die Erkrankung tritt dann in ihr Leben, wenn die Leistungen von der Außenwelt endlich gewürdigt werden. Es trifft sie wie ein Schlag, der Mark und Bein erschüttert. Sie können es kaum fassen, dass sie endlich ein Lob für all das Geleistete bekommen. Diese Anerkennung war überfällig, doch ist nun kaum zu verkraften. Deswegen wird der Körper komplett heruntergefahren, um von der riesigen Freude nicht überlastet zu werden.

### Meditation: Freude darf sein

Bislang hast du Anerkennung nie oder nur durch einen riesigen Aufwand erhalten. Doch du hast sie verdient. Genieße das Lob auch, und wehre dich nicht dagegen. Lasse die Freude zu. Dein Körper braucht keine Angst davor zu haben, er wird daran nicht zerbrechen.

**20 Min. Ruhe**

## Unterstützende Empfehlungen

- Chakrablüten: Herzchakra-Essenz, Essenz der Klarheit, Pfad des Willens, Schutzessenz, Waldfee-Essenz, Zellessenz
- Ätherische Öle: Zypresse, Immortelle, Fenchel, Zedernholz, Basilikum, Lavendel
- Heilkräuter: Schwedenbitter, Beinwell, Mistel, Thymian, Johanniskraut, Ehrenpreis, Lavendel, Melisse, Rosmarin, Salbei, Schafgarbe, Hirtentäschel, Zinnkraut

## MULTIPLE SKLEROSE (MS)

Bei der Multiplen Sklerose handelt es sich um eine Erkrankung des zentralen Nervensystems, also des Gehirns und des Rückenmarks. Dabei werden sowohl Nervenfasern als auch Teile von Nervenfasern angegriffen, die an der Weiterleitung von Nervenimpulsen beteiligt sind. Es kommt zu Lähmungserscheinungen und Problemen mit der Sinneswahrnehmung und -deutung.

### Augenveränderung durch Multiple Sklerose

Infolge von Problemen mit der Reizweiterleitung am Sehnerv haben von Multipler Sklerose Betroffene Schwierigkeiten beim Sehen. Das Gehirn kann das gesehene Bild nicht richtig deuten, da es zu Unterbrechungen in den Sinnesdaten kommt. Auch die Augensteuerung kann dadurch beeinträchtigt sein. Manchmal treten die Sehstörungen nur kurzfristig auf, manchmal aber auch dauerhaft und umfassen verschwommenes Sehen, Schmerzen beim Bewegen der Augen, Doppelbilder, Visusverringerung und Probleme in der Farbwahrnehmung. Diese Beeinträchtigungen kommen durch den Abbau des Myelins und der Nervenfasern zustande.

### Seelischer Hintergrund

Betroffene haben einen körperlichen Zusammenbruch erlebt. Darum kämpfen sie nun gegen den Körper, weil sie es nicht ertragen können, dass dieser sie im Stich gelassen hat, als sie ihn gebraucht hätten. Es ist entscheidend, dass sie dem Körper diese vermeintliche Schwäche verzeihen. Er ist keine Maschine und wahrscheinlich zum Eigenschutz zusammengebrochen. Ist es dem Menschen unmöglich, seinem Körper zu verzeihen, kämpft er so lange gegen ihn, bis dieser das Leben beendet. Die Augen verändern sich hierbei, weil der Betroffene den Blick von sich selbst abwenden wollte. Der Weg in Richtung Heilung heißt: sich selbst verzeihen.

## Meditation: Du bist ganz

Spüre jeden Atemzug, wie er in deinen Körper einströmt und ihn wieder verlässt. Spüre ihm nach. Höre, was du um dich herum wahrnimmst. Dies ist das Sein.

**3 Min. Ruhe**

Schließe deine Augen, und bitte deinen Körper, dir Bilder der Vergangenheit von dem zu zeigen, was dazu führte, was du heute erlebst. Dein Körper hat Angst, dir sein Versagen zu zeigen. Sprich ihm daher Mut zu, und gehe in das Vertrauen.

**13 Min. Ruhe**

Was du nun gesehen hast, war erschreckend, und du erkennst nun, dass dein Körper nur zerbrechen konnte. Verzeihe ihm dies, und liebe ihn so, wie er ist. Du bist eins mit ihm, und er dient dir jeden Tag. Sei ihm dankbar dafür.

**3 Min. Ruhe**

Gehe nun in dein Herz, und spüre die Wärme, die es in jede Zelle deines Körpers ausstrahlt. Diese Wärme heilt alle Fasern deines Körpers. Genieße es, wie dein Körper immer heiler wird. Öffne deine Augen, wenn dir danach ist.

### Unterstützende Empfehlungen

- Meridianklopfmassage mit der Affirmation: »Ich danke meinem Körper für seinen Dienst. Wir sind eins. Ich erkenne, dass er immer nur sein Bestes für mich gegeben hat.«
- Chakrablüten: Hüter der kosmischen Wahrheit, magnetische Essenz, Moorfee-Essenz, Waldfee-Essenz, Leberchakra-Essenz
- Ätherische Öle: Weihrauch, Sandelholz, Pfefferminze, Zypresse, Wacholder, Oregano, Thymian, Birke, Rosmarin, Wintergrün
- Heilkräuter: Schwedenbitter, Zinnkraut, Gerste
- CD: »Heilmusik für Augen und Sehkraft«

## REFSUM-SYDROM

Die Hauptmerkmale dieses Syndroms sind Retinitis pigmentosa mit Nachtblindheit und fortschreitenden Gesichtsfeldeinschränkungen. Eine periphere Polyneuropathie führt zu Gefühlsstörungen an den Extremitäten, die an unterschiedlichen Stellen auftreten können. Die zerebelläre Ataxie bewirkt eine Degeneration des Kleinhirns und des Rückenmarks, was weitere Funktionsstörungen des Nervensystems mit sich bringt. Es kann zu Taubheit, Verlust des Geruchssinns, Nystagmus (siehe S. 87) und grauem Star (siehe S. 191), Verhornung der Haut und Verformungen des Körperbaus durch Skelettveränderungen kommen. Der Verlauf ist schubartig.

## Augenveränderung durch Refsum-Syndrom

Neben den bei der Retinitis pigmentosa bereits beschriebenen Auswirkungen verursacht das Refsum-Syndrom an den Augen einen Nystagmus (Augenzittern) und den grauen Star. Es ist ratsam, bei mehreren Augenleiden die Seelenbotschaft der Grunderkrankung und die Botschaften der einzelnen Symptome durchzulesen und die entsprechenden Meditationen im Wechsel durchzuführen.

## Seelischer Hintergrund

Der Betroffene möchte etwas vergessen. Dies ist jedoch nicht möglich, da er täglich damit konfrontiert wird. Um es besser verdrängen zu können, verschließt er den Blick zur Außenwelt.

## Meditation: Leiden – warum?

Schließe deine Augen, und erinnere dich, wie es war, völlig frei und unbeschwert zu leben. Wie fühltest du dich, bevor die Verantwortung in dein Leben getreten ist? Lasse diese Leichtigkeit aus dir selbst heraus strahlen.

**6 Min. Ruhe**

Freue dich jedes Mal, wenn du trotz Last und Verantwortung Freiheit hast. Denn diese ist immer da, wenn auch manchmal gut versteckt. Gehe in dein Herz, und bitte es, dir zu ermöglichen, die Freiheit in jeder Situation zu erkennen.

**2 Min. Ruhe**

Immer wenn das Leben versucht, dich einzuengen, gehe von nun an ganz bewusst in dein Herz und in die Liebe, sodass du frei von Fremdbestimmungen wirst.

**3 Min. Ruhe**

Öffne die Augen.

## Unterstützende Empfehlungen

- Augenübungen: Peripherieübungen, Ziehharmonika, Palmieren, Sonnenübung, Kerzenübung, Switching-Übung, liegende Acht, Farbkarten, Gesichtsfeldkitzeln
- Meridianklopfmassage mit der Affirmation: »Ich möchte wieder alles sehen.«
- Chakrablüten: Zellessenz, Augenwohlsalbe, Licht des Herzens, Gelbe Teichrose, Rad des Lebens, Herzchakra-Essenz
- Ätherische Öle: Zypresse, Zitronengras, Immortelle, Wacholder, Pfefferminze, Lavendel, Sandelholz, Weihrauch
- Heilkräuter: Schwedenbitter, Bärlauch, Waldmeister, Ehrenpreis, Wegwarte, Kalmus, Ringelblume, Brennnessel, Bertram, Andorn, Süßholz, Sellerie, Lindenblüten, Rebensaft, Ginster
- CD: »Heilmusik für Augen und Sehkraft«

# HORNER-SYNDROM

Beim Horner-Syndrom liegt eine Nervenschädigung durch den Ausfall des Symphathikuskopfes vor. Dadurch treten drei Symptome auf, die auch als Horner-Trias bezeichnet werden: Beim Betroffenen sind die Pupillen verengt (Miosis), das Oberlid hängt herab (Ptosis), und die Augen liegen sehr tief im Augapfel (Enophthalmus).

## Veränderung der Augen durch Horner-Syndrom

Es gibt zwei Muskeln, die für die Regulation der Pupille zuständig sind: den Pupillenöffner (Dilatator) und den Pupillenschließer (Sphinkter). Beide befinden sich in der Iris. Beim Horner-Syndrom wird der Öffner nicht innerviert, und die Pupille bleibt folglich immer klein, auch bei Dunkelheit. So kommt es dazu, dass der Betroffene im Dunkeln kaum etwas erkennen kann, da zu wenig Licht ins Auge gelangt. Das wenige Licht fällt zudem nur auf die Mitte der Netzhaut, wo sich vorzugsweise Zapfen befinden, die für das Tag- bzw. Farbensehen zuständig sind. Das Sehen in der Nacht übernehmen die lichtempfindlichen Stäbchen, die sich in der Netzhautperipherie befinden.

Normalerweise werden die Augäpfel durch Muskeln der Augenhöhle leicht nach außen gedrückt, was durch die fehlende Innervation des Musculus orbitalis ausbleibt. Die Augäpfel sinken in die Augenhöhle zurück (Enophthalmus). Dies bedeutet jedoch keine Sehbeeinträchtigung für den Betroffenen.

Das Herabhängen des Oberlids jedoch ist sehr problematisch, da das Lid in der Regel über die Pupillen ragt und den Lichteinfall ins Auge behindert. Wenn die Augen nicht ausreichend stimuliert werden, kann sich die Sehleistung nicht richtig entwickeln oder bildet sich zurück. Eine Amblyopie (siehe S. 183) entsteht.

## Seelischer Hintergrund

Menschen mit dem Horner-Syndrom fällt es schwer, Gesehenes zu interpretieren. Sie können zwar die Veränderungen, die die Zeit mit sich bringt, aus einem höheren Blickwinkel heraus wahrnehmen, jedoch nicht deuten, wenn das Gesehene ihnen nicht von jemand anderem erklärt wird. Dies bringt mit sich, dass sie lieber gar nichts mehr sehen wollen, als zu versuchen, das vorhandene Potenzial aufzubauen und zu stärken.

## Meditation: Stück für Stück

Du bist, wie du bist – einzigartig. Es ist wichtig, dir dies zu erhalten. Schließe deine Augen, und gehe in dein Herz.

**6 Min. Ruhe**

Genieße die Verbindung mit deinem Herzen, und lasse Liebe in jede einzelne Zelle deines Seins strahlen. Spüre die Wärme, die sie mit sich bringt.

**12 Min. Ruhe**

Dein Körper regeneriert sich jeden Tag selbst. Liebe und Heilung unterstützen ihn, gesund zu werden und zu bleiben. Öffne die Augen, wenn du möchtest.

## Meditation: Ein Sprung in den Fluss

Schließe die Augen. Vor dir liegt ein breiter Fluss, der recht seicht ist und gemütlich vor sich hin fließt. Begib dich in das Wasser hinein, und lasse dich treiben. Wer zuerst ankommt, will nur ans Ziel und verpasst den Weg. Jene, die sich in diesem Fluss scheinbar kaum voranbewegen, sind die, die das Leben genießen. Willst du möglichst schnell ans Ziel? Nein, du möchtest so lange wie möglich im Fluss treiben. Also genieße es.

**10 Min. Ruhe**

Entschleunige dein Leben, und du kannst alles selbst erkennen, ohne dass es dir jemand erklären muss. Öffne jetzt die Augen wieder.

### Unterstützende Empfehlungen

- Augenübungen: Augen-Qi-Gong, Augenyoga, Palmieren
- Chakrablüten: Zellessenz, Solarplexuschakra-Essenz, Wiege des Herzens
- Ätherische Öle: Zitronengras, Pfefferminze, Majoran, Rosmarin, Basilikum, Thymian, Vetiver, römische Kamille, Zypresse, Grapefruit, Lavendel, Zitrone, Weihrauch, Zedernholz, Geranie, Wacholder, Orange, Immortelle
- Heilkräuter: Ehrenpreis, Löwenzahn, Wegwarte, Kalmus, Labkraut, Bärlapp
- CD: »Heilmusik für Augen und Sehkraft«

## NBIA-SYNDROM

Bei dieser neurodegenerativen Erkrankung treten viele körperliche und geistige Einschränkungen auf, die fortschreitend verlaufen. Die ersten Anzeichen dieser Erberkrankung mit Genmutation lassen sich im Kindesalter erkennen. Es treten Entwicklungs- und Bewegungsstörungen, Verhaltensauffälligkeiten sowie kognitive Einschränkungen auf. Des Weiteren kommt es neben den Augenveränderungen auch zu Sprachstörungen. Betroffene leiden unter unwillkürlichen Verkrampfungen der Muskulatur (Spastiken), die zu Fehlhaltungen und Überbewegungen führen. Meist sind sie daher auf den Rollstuhl angewiesen. Durch die Verkrampfung der Muskulatur kann es zu Sprech- und Schluckstörungen sowie Atemproblemen kommen.

## Augenveränderung durch NBIA-Syndrom

Neben einer Retinitis pigmentosa kommt es beim NBIA-Syndrom zu einer Sehnervendegeneration (siehe S. 231). Die Folgen sind starke Beeinträchtigungen des Gesichtsfeldes bis hin zur Erblindung.

## Seelischer Hintergrund

Hinter dieser Erkrankung verbirgt sich eine Isolation. Wenn der Mensch sich weder Zeit für sich selbst noch für seine Mitmenschen nimmt, fehlt ihm der Raum, sich zu entfalten. Der Betroffene vergräbt sich völlig in seine Beschäftigungen, und die Seele fühlt sich eingeengt. Auch das Umfeld wendet sich zunehmend ab, was von dem Betroffenen zuerst nicht als tragisch empfunden wird. Doch die körperlichen Zeichen symbolisieren diese Einschränkungen.

### Meditation: Freue dich

Schließe die Augen, gehe ganz bewusst in dein Herz, und sei dankbar.

**2 Min. Ruhe**

Danke für alle Menschen, die deinen Tag bereichert haben.

**7 Min. Ruhe**

Danke für jede Begegnung, die du so nicht erwartet hattest.

**6 Min. Ruhe**

Danke für das Wetter – so, wie es war.

**7 Min. Ruhe**

Danke für die Luft, die dich versorgt und umgibt.

**3 Min. Ruhe**

Danke für alles, was du heute riechen, schmecken, sehen, hören und fühlen durftest.

**17 Min. Ruhe**

Danke einfach für alles.

**19 Min. Ruhe**

Öffne die Augen wieder. Beginne und beschließe jeden Tag mit dieser Meditation, und du wirst wieder immer mehr wahrnehmen.

## Unterstützende Empfehlungen

- Augenübungen: Peripherieübungen, Ziehharmonika, Palmieren, Sonnenübung, Kerzenübung, Switching-Übung, liegende Acht, Farbkarten, Gesichtsfeldkitzeln
- Meridianklopfmassage mit der Affirmation: »Ich bin dankbar für mich und meine Mitmenschen. Ich gebe mir den Raum, mich zu entfalten.«
- Chakrablüten: Zellessenz, Augenwohlsalbe, Licht des Herzens, Gelbe Teichrose, Rad des Lebens, Hüter der kosmischen Wahrheit, magnetische Essenz, Moorfee-Salbe, Waldfee-Essenz
- Ätherische Öle: Zypresse, Zitronengras, Immortelle, Wacholder, Pfefferminze, Lavendel, Sandelholz, Weihrauch, Oregano, Thymian, Birke, Rosmarin, Wintergrün
- Heilkräuter: Schwedenbitter, Bärlauch, Waldmeister, Ehrenpreis, Wegwarte, Kalmus, Ringelblume, Brennnessel, Bertram, Andorn, Süßholz, Sellerie, Lindenblüten, Rebensaft, Ginster, Frauenmantel, Johanniskraut, Kamille, Schafgarbe, Beinwurz, Fichtenspitzen, Salbei, Thymian, Zinnkraut, Pfingstrosenknospen
- CDs: »Heilmusik für Augen und Sehkraft«, »Lass deine Augen berühren«

# MORBUS PARKINSON

Beim Morbus Parkinson treten Bewegungslosigkeit und Muskelstarre auf. Manchmal kommt es auch zu Muskelzittern (Ruhetremor). Ein Anzeichen für Parkinson ist ein unrunder Bewegungsablauf beim Gehen. Als externe Auslöser von Parkinson gelten Giftstoffe, sogenannte Neurotoxine. Wir möchten Ihnen unseren Autorenkollegen Manfred J. Poggel empfehlen, der das Buch »Morbus Parkinson – Meine Heilung ohne Chemie« über seinen Weg mit der Krankheit geschrieben und auch eine Selbsthilfegruppe gegründet hat.
Symptome der Erkrankung sind ein verminderter Gesichtsausdruck, das Maskengesicht, eine leise Ausdrucksweise, Schluckprobleme, Motorikschwierigkeiten, v. a. der Feinmotorik, ein verkleinertes Schriftbild und der typische kleinschlurfige Gang. Durch Störungen und Verzögerungen der Reflexe beim Stehen sind die Betroffenen besorgt, zu fallen. Deshalb sind sie unsicher beim Gehen und haben oft den typischen Trippelgang.

## Augenveränderung durch Morbus Parkinson

Bei Parkinson kommt es nicht nur zu Veränderungen der Augen, sondern der gesamten Wahrnehmung. Sinnestäuschungen und Trugbilder sind nicht nur Folgen der Medikamente, die Betroffene einnehmen, sondern im späteren Verlauf der Krankheit selbst.

## Seelischer Hintergrund

Menschen mit Morbus Parkinson haben in ihrem Leben sehr viele Schocks verkraften, Ungereimtheiten und Rückschläge ertragen müssen. Nun reicht es ihnen. Diese Erlebnisse müssen zunächst verarbeitet werden, weshalb sich die Augen verschließen. Der Körper braucht seine Ruhe.

### Meditation: Augen zu, und du hast Ruhe

Schließe deine Augen, und genieße es, die Freiheit zu haben, alles zu Ende zu denken, ohne dass etwas Neues hinzukommt. Denke jeden einzelnen Gedanken zu Ende.

**17 Min. Ruhe**

Nun denke an das wohl schlimmste Ereignis in deinem Leben. Welches kommt dir in den Sinn? Was genau ist damals geschehen? Was will dein Körper verarbeiten? Was will er endlich abschütteln?

**37 Min. Ruhe**

Die Wunde, die das Ereignis hinterlassen hat, das du gerade betrachtet hast, muss noch geheilt werden. Gehe dazu ganz bewusst in dein Herz, und lasse Liebe in jede Zelle deines Seins fließen. Öffne dann die Augen.

## Unterstützende Empfehlungen

- Augenübungen: Palmieren, Sonnenübung, Sonnen und Blitzen, Augenyoga, Kopfklopfmassage, Augenklopfmassage
- Meridianklopfmassage mit der Affirmation: »Ich arbeite alle Schocks auf und heile meinen Körper mit Liebe.«
- Chakrablüte: Entspannungsessenz
- Ätherische Öle: Zimt, Majoran, Lavendel, Weihrauch, Sandelholz, Vetiver, Zypresse, Geranie, Immortelle, Pfefferminze, Thymian
- Heilkräuter: Gerste, Schafgarbe, Sauerklee, Schwedenbitter, Thymian
- CDs: »Heilmusik für Augen und Sehkraft«, »Lass deine Augen berühren«

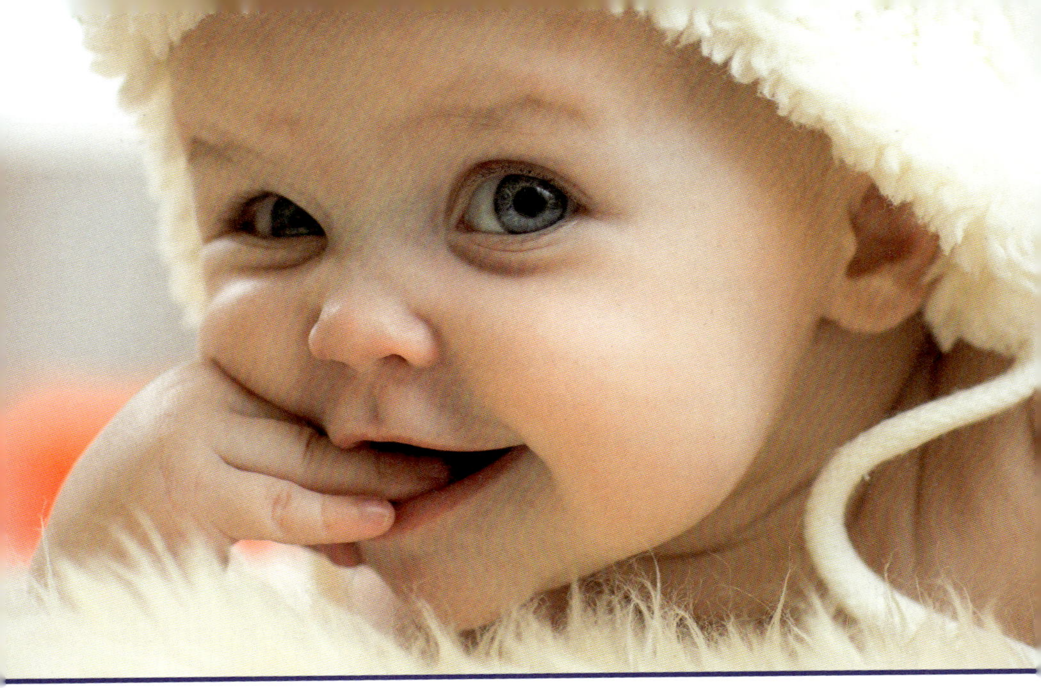

# ANGEBORENE SYSTEMERKRANKUNGEN

Da viele Augenveränderungen als Folge von allgemeinen Erkrankungen aus bereits ins Leben mitgebrachten Themen auftreten, möchten wir an dieser Stelle auf das Thema Reinkarnation eingehen. Auch wenn Sie anderer Meinung sind als wir, können Sie vielleicht akzeptieren, dass sich aus unserer Sicht dadurch eine schlüssige Erklärung dafür ergibt, weshalb manche Menschen gesund und andere mit einer Erkrankung ins Leben starten. Wäre dies nicht ungerecht, wenn wir nur ein Leben hätten? Wir finden, der Glaube daran, dass wir wiedergeboren werden, hilft, besser mit vermeintlich ungerechten äußeren Umständen klarzukommen.

Unserer Überzeugung nach bildet sich der Körper aus den verschiedenen Informationen, die sich durch die vorangegangenen Inkarnationen angesammelt haben. Vielleicht ist es sogar so, dass wir die Erde gar nicht verlassen, sondern sich der neue Körper aus dem Energiefeld des alten Körpers bildet, in dem alle Taten und Absichten gespeichert sind. Gute Taten ziehen dann positive Energien an, schlechte Taten negative Energien. Aus allen Energien zusammen formt der werdende Mensch dann seinen Körper. Ungeklärtes aus den vorangegangenen Leben wird so mit in die aktuelle Inkarnation genommen, sodass der Mensch die Chance bekommt, sich endlich von diesem Thema zu befreien. Auf diese Weise könnte man das Leben als ein Abtragen von alten Konflikten hin zum Neuschöpfen des nächsten Lebens ansehen. Wenn jemand nun Negatives in die Welt bringt, wird dieses Leid in den folgenden Leben zurückkehren: Was man sät, wird man ernten. In der Landwirtschaft wundert sich niemand, dass er keinen Weizen einfährt, wenn er Mais angepflanzt hat. Im Leben scheinen die Menschen oft verwundert zu sein, dass sie, wenn sie Leid gesät haben, keine Liebe zurückbekommen. Wer aber Liebe in seine Familie, seine Mitmenschen, seine Arbeit, seinen Garten oder sein Haus steckt, was wird der wohl ernten?

Das Positive steigert das Positive. Hat ein Mensch viel Schlechtes getan, schwächt dies seine Energie und führt zu negativen Folgen. Manchmal entstehen dadurch auch körperliche Beeinträchtigungen wie eine Behinderung. Aber es gibt auch Seelen, die einfach die Erfahrung in einem behinderten Körper machen oder dadurch den Seelen der Familie die Chance zum Wachsen geben möchten. Behinderung ist also kein Zeichen von schlechtem Karma. Allerdings sind völlig gesunde Menschen immer jene, die Liebe in die Welt gebracht haben.

Wenn wir Menschen niemals vergehen, sondern nur unsere Form wandeln, können wir jederzeit positive Impulse für den Körper setzen, die sich zu gegebener Zeit in Gesundheit auswirken – wenn nicht sofort, dann in einer nächsten Inkarnation. Die karmischen Energien haben den Körper so geformt, wie er sein soll. Doch mit der Geburt wird das Karma immer auf null gesetzt. Jeder Mensch kommt völlig unbelastet auf die Welt und macht in dem Rahmen, wie es sein Körper zulässt, seine Erfahrungen. Ein Mensch mit negativem Karma hat viele körperliche Energien in sich, die Krankheit begünstigen, sie aber niemals auslösen – das macht immer die Seele selbst. Daher gibt es völlig gesunde Menschen, die trotzdem böse handeln. Sie haben aus ihrem Vorleben eine minimale Negativität mitgebracht, die einen körperlichen Angriffspunkt erschuf. Sind sie ihm gefolgt, haben sie schnell zusätzliche negative Energien angezogen. Genauso kann es sein, dass ein stark negativ belasteter Mensch ab seiner Geburt ein positives Leben führt, da sein freier Wille sich entschieden hat, den wenigen vorhandenen positiven Energien zu folgen. Wahrscheinlich ist nur ein Mensch von einer Billion rein böse oder rein gut. Die meisten folgen beiden Energien im Mittelmaß, sind weder grundschlecht noch herzensrein. Das ist Ausdruck unseres gelebten freien Willens.

## DNS und die Vererbung

EXKURS

Die Frage, die sich beim Thema Erbkrankheiten stellt, ist, wie Sie etwas daran ändern können, wenn die Erkrankung doch genetisch bedingt ist und daher zwangsläufig vom Körper gebildet wurde. Wie im Zusammenhang mit der Reinkarnation gesagt, sind wir Menschen unserer Meinung nach selbst dafür verantwortlich, diese Informationen zu gestalten. Die Desoxyribonukleinsäure (DNS) ist nur die Auswirkung davon. Deshalb ist sie auch niemals defekt. Ganz im Gegenteil: Die DNS ist perfekt. An ihr gibt es nichts zu verbessern. Jede Veränderung oder Mutation ist auf den eigenen freien Willen zurückzuführen. Das Schicksal liegt nicht in den Genen und kann zu jeder Zeit positiv beeinflusst werden. Nur bei Menschen, die denken, dass sie ihrem Erbgut hilflos gegenüberstehen, wird sich auch nichts zum Positiven wandeln können.

Die Gene definieren lediglich das Sein des Menschen. Mehr nicht. Sie geben vor: Das wird ein Mensch, ein Tier oder eine Pflanze. Die ererbten Krankheiten können auf zweierlei Wege in das Leben des Betroffenen treten. Einmal dadurch, dass er aus dem vergangenen Leben die Resonanz dazu und die Voraussetzung dafür mitgebracht hat. Dann hat seine Seele den Wunsch, diese Erkrankung zu erleben, um Erfahrungen zu sammeln. Oder der Mensch geht in der aktuellen Inkarnation stark in Resonanz mit einer Erkrankung, sodass er sie ganz bewusst in sein Leben zieht. Entweder lässt er aus Angst zu, dass sich die Zellen verändern, oder er glaubt so fest daran, eine Krankheit zu bekommen, dass der Körper den Gedanken irgendwann nachgibt und sie ausbildet. Der Mensch selbst ist jedoch gut geschützt und zu mächtig, als dass er ohne eigenes Zutun irgendeine Krankheit bekommen könnte. Er ist so, wie er ist, perfekt und bedarf keiner Veränderung oder Modifizierung.

Vielleicht sind Sie der Meinung, dass eine Meditation allein nicht genug sein kann, um einen positiven Einfluss auf Ihre Körperzellen auszuüben. Doch das Geistige ist viel stärker, als wir uns das meist vorstellen können. Probieren Sie doch einmal, mit Ihren Gedanken einen Löffel zu verbiegen. Sie meinen, das funktioniert nicht? Sie müssen sich lediglich darauf konzentrieren, alle anderen Gedanken beiseiteschieben und dem Löffel im Geist eine neue Form geben. Probieren Sie es einfach aus. Wir, Caroline und Andreas, haben uns über das »Löffelverbiegen« kennengelernt. Ich, Caroline, brauchte länger als meine Tochter, meine Gedanken so zu fokussieren, dass es klappte. Wenn sich schon Metall durch die Kraft der Gedanken verformen lässt, was, meinen Sie, werden lebendige Zellen vollbringen, wenn Sie ihnen positive Impulse geben? Einen Versuch ist es mindestens wert. Je überzeugter Sie selbst davon sind, dass es möglich ist, desto einfacher kann der Körper es auch umsetzen. Lenken Sie Ihre Gedanken daher auf Gesundheit, damit sich Ihre Körperzellen danach ausrichten. Die Meditationen sollen Ihnen dabei eine heilsame Unterstützung bieten.

## ALPORT-SYNDROM

Beim Alport-Syndrom handelt es sich um eine mit ins Leben gebrachte Erkrankung, die zum völligen Versagen der Nieren führt. Da im Endstadium eine Spenderniere benötigt wird, sollte der Betroffene sich zusätzlich mit dem Thema Transplantation beschäftigen (siehe S. 204). Weitere Symptome des Alport-Syndroms betreffen die Augen, die Ohren, die Speiseröhre und den Darm. Ursache für die Störungen ist eine Veränderung des Kollagens und der damit zusammenhängenden Organe.

### Augenveränderung durch Alport-Syndrom

Beim Alport-Syndrom kommt es durch das veränderte Kollagen zu einer kegelförmigen Vorwölbung der Augenlinse (Lentikonus). Auch das Kollagen der Hornhaut kann betroffen sein, was zu einem Keratokonus (siehe S. 200) führt. Weitere Folgeerkrankungen sind der graue Star (siehe S. 191) sowie Augenhintergrundveränderungen wie Netzhautflecken oder Flecken auf der Macula. Dadurch entstehen Fehlsichtigkeiten, die durch Sehhilfen kaum auszugleichen sind, eine getrübte Wahrnehmung und Gesichtsfeldeinschränkungen (Retinitis pigmentosa siehe S. 217).

## Seelischer Hintergrund

Ein Mensch mit dieser Erkrankung befindet sich in einer Inkarnation, in der die äußere Welt nicht seinen Vorstellungen und Wünschen entspricht. Die Erwartung und die Realität stimmen überhaupt nicht überein, und dieser Zwiespalt ist schwer zu ertragen. Der Betroffene hat das Gefühl, dass sich alles gegen ihn verschworen hat. Dadurch wendet er den Blick vom Leben ab, was sich negativ auf das Sehvermögen auswirkt. Besser wäre es, das Leben zu akzeptieren und das Beste daraus zu machen.

## Meditation: Es liegt bei dir

Schließe deine Augen, und überlege, was du von der Realität erwartest. Nimm deinen prägnantesten Wunsch. Wie schaut dieser aus?

**7 Min. Ruhe**

Dieser eine Wunsch, worin unterscheidet er sich von der Wirklichkeit?

**6 Min. Ruhe**

Ist es dieser Unterschied wirklich wert, die Welt um dich herum nicht mit allen Sinnen wahrzunehmen?

**16 Min. Ruhe**

Diese Wahl liegt bei dir. Entscheide gut. Lasse jedoch immer Liebe aus deinem Herzen in jede Zelle deines Seins fließen. Öffne die Augen.

### Unterstützende Empfehlungen

- Augenübungen: Peripherieübungen, Ziehharmonika, Palmieren, Sonnenübung, Kerzenübung, Switching-Übung, liegende Acht, Farbkarten, Gesichtsfeldkitzeln
- Meridianklopfmassage mit der Affirmation: »Ich akzeptiere das Leben, wie es sich zeigt, und öffne meine Sinne.«
- Chakrablüten: Zellessenz, Augenwohlsalbe, Licht des Herzens, Gelbe Teichrose, Rad des Lebens
- Ätherische Öle: Zypresse, Zitronengras, Immortelle, Wacholder, Pfefferminze, Lavendel, Sandelholz, Gewürznelke, Weihrauch
- Heilkräuter: Schwedenbitter, Bärlauch, Waldmeister, Ehrenpreis, Wegwarte, Kalmus, Ringelblume, Brennnessel, Bertram, Andorn, Süßholz, Sellerie, Lindenblätter, Lindenblüten, Rebensaft, Ginster, Schöllkraut, Spitzwegerich, Frauenmantel, Weinraute, Gerste, Zinnkraut, Schafgarbe
- CDs: »Lass deine Augen berühren«, »Heilmusik für Augen und Sehkraft«
- Nährstoffmangel beheben

## SALDINO-MAINZER-SYNDROM

Die Hauptmerkmale dieser Erberkrankung sind eine angeborene, meist einseitige Nierenfehlentwicklung mit Zystenbildung, Retinitis pigmentosa, Kleinhirnataxie, Skelettdysplasie, Veränderungen am Oberschenkelhals, an den Mittelhand- und Mittelfußknochen. Die Rippen erscheinen breiter, die Wirbel plumper und der gesamte Brustkorb schmaler. Betroffene werden zu den Kleinwüchsigen gezählt. Auch eine Innenohrschwerhörigkeit gesellt sich zu den Symptomen.

## Augenveränderung durch Saldino-Mainzer-Syndrom

Neben der Pigmentdegeneration der Netzhaut (Retinitis pigmentosa siehe S. 217) treten bei diesem Syndrom auch Nystagmus (Augenzittern siehe S. 87), Strabismus (Schielen siehe S. 185) und Optikusatrophie (siehe S. 231) auf.

## Seelischer Hintergrund

Menschen mit dieser Erkrankung verschließen ihren Blick vor der Schönheit des Lebens. Sie nehmen immer nur das Negative wahr und fokussieren sich darauf, weshalb sich der Sehsinn verschlechtert.

### Meditation: Warum so negativ?

Schließe deine Augen, und gehe allen Gedanken nach, die dir gerade in den Sinn kommen.

**6 Min. Ruhe**

Was für Gedanken waren das hauptsächlich? Waren Sie auf- oder abbauender Natur?

**7 Min. Ruhe**

Gehe nun zu den allerersten Gedanken, die du in deinem Leben als negativ empfunden hast. Welche waren das? Das ist der Ursprung. Schaue dir die Situation ganz genau an. Wer ist dabei? Wo bist du? Wie alt bist du? Warum ist das Erlebnis so negativ für dich?

**19 Min. Ruhe**

Lasse diese Wunde nun für immer heilen, indem du dein liebendes Herz bittest, sie zu säubern und zu verschließen. Sei dankbar dafür, dass du sie erkennen durftest, um die Blockade zu lösen. Öffne deine Augen wieder.

### Unterstützende Empfehlungen

- Augenübungen: chinesische Akupressur, Switching-Übung, Sonnenübung, Palmieren
- Meridianklopfmassage mit der Affirmation: »Ich öffne mich für die Schönheit des Lebens.«
- Chakrablüten: Glücksessenz, Herzchakra-Essenz, Licht des Herzens, Zellessenz, Siriusessenz, Augenwohlsalbe
- Ätherische Öle: Thymian, Weihrauch, Zypressen, Wacholder, Geranie, Zitronengras
- Heilkräuter: Schwedenbitter, Kamille, Kalmus, Frauenmantel, Thymian, Zinnkraut, Ringelblume, Schafgarbe, Brennnessel, Sauerkleesaft
- CD: »Heilmusik für Augen und Sehkraft«
- Nährstoffmangel beheben

## ANIRIDIE-PATELLAAPLASIE-SYNDROM

Bei dieser Erberkrankung fehlen neben den Regenbogenhäuten (Aniridie siehe S. 221) auch die Kniescheiben, weshalb die Betroffenen nicht von allein laufen lernen können.

### Seelischer Hintergrund

Auf seelischer Ebene geht es hier um das Thema Schuld. Da die Verantwortung für ein bestimmtes Ereignis bei dem Betroffenen selbst liegt und das Ergebnis schwer anzusehen oder anzuhören ist, verschließen sich die Sinne. Die Augen wollen das nicht sehen. Des Weiteren versucht der Körper, das Thema zu vergessen und zu verdrängen.

## Meditation: Vergib dir selbst

Schließe deine Augen, und genieße es, im Moment zu sein.

**7 Min. Ruhe**

Gehe in Gedanken zu der schlimmsten Situation in deinem Leben. Lasse sie dir ganz genau zeigen. Was geschieht da? Wer ist dabei? Wo bist du? Wie alt bist du?

**19 Min. Ruhe**

Diese Situation war unaussprechlich schlimm für dich. Doch jetzt im Rückblick war sie gar nicht so furchtbar. Es war alles ertragbar für dich, und du hast in deinem Leben schon manche größeren Herausforderungen gemeistert. An allem bist du gewachsen. Sei dankbar dafür, dass es so war, wie es war, und für die Folgen. Sie haben dich zu dem gemacht, der du heute bist. Und schon morgen kannst du ein anderer sein. Gehe jetzt in dein Herz, und lasse diese tiefe Wunde mit liebender Energie vollständig ausheilen.

**17 Min. Ruhe**

In diesem Leben ist dir alles möglich. Genieße es, solange du möchtest. Öffne die Augen, wenn du so weit bist.

## Unterstützende Empfehlungen

- Augenübungen: Palmieren, Farbkarten
- Meridianklopfmassage mit der Affirmation: »Ich liebe mich so, wie ich bin. Mein Körper ist mein Freund«, oder: »Ich lasse die Last der Vergangenheit los und heile meine Wunden mit Liebe«, oder: »Ich vergebe mir selbst.«
- Chakrablüten: Licht des Herzens, Gelbe Teichrose, Augenwohlsalbe, Zellessenz, Herzchakra-Essenz, Leberchakra-Essenz
- Ätherische Öle: Rose, Zimt, Thymian
- Heilkräuter: Frauenmantel, Hirtentäschel, Schwedenbitter

# ANIRIDIE-PTOSIS-INTELLIGENZMINDERUNG-FAMILIÄRE ADIPOSITAS-SYNDROM

Neben den Augenveränderungen leiden Betroffene unter Adipositas, geistiger Beeinträchtigung, Haarausfall und Herzfehlern. Der Haarausfall ist besonders stark, und die Haare wachsen nicht mehr nach. Es handelt sich dabei oft um den kreisrunden Haarausfall. Er kann sowohl die Kopf- als auch die Körperhaare betreffen.

## Augenveränderung durch Aniridie-Ptosis-Intelligenzminderung-familiäre Adipositas-Syndrom

Bei diesem Syndrom fehlt die Iris partiell oder vollständig. Von einer Ptosis spricht man, wenn das obere Augenlid nicht komplett geöffnet ist. Der Oberlidheber ist geschwächt oder gelähmt. Dazu kommen weitere Veränderungen der Augen: Pendelnystagmus (siehe S. 87), Pannus der Hornhaut, persistente Pupillenmembran, Linsentrübung (Katarakt siehe S. 191), eine Unterentwicklung der Stelle des schärfsten Sehens und eine verminderte Sehschärfe.

Bei einem Pannus am Auge wird vermehrt Bindegewebe gebildet, das stark von Gefäßen durchwachsen ist. Das zusätzliche Gewebe überwächst die Hornhaut, die sich in der Folge eintrübt. Durch die Verwachsung mit der Hornhaut entsteht ein unregelmäßiger Astigmatismus, der die Sicht stark beeinträchtigt und behindert. Die Sehleistung sinkt, was durch optische Hilfsmittel nicht ausgeglichen werden kann.

Eine persistente Pupillenmembran ist ein Überbleibsel aus der Embryonalzeit. Es handelt sich um ein feines, netzartiges Gewebe, das die Pupille durchzieht. Es ist von außen erkennbar und behindert die Sicht. Hierbei handelt es sich um dünne Fäden der Iris.

## Seelischer Hintergrund

Menschen mit dieser Erkrankung tragen eine tiefe Wahrheit in sich, die von anderen nicht akzeptiert wird. Sie empfinden das als Strafe, da sie erkennen, dass die Mitmenschen eine andere Realität für wahr halten und ihnen keinen Glauben schenken. Dadurch fällt der Betroffene in eine Starre als Schutzmechanismus, der verhindern soll, von den Mitmenschen verstoßen zu werden.

## Meditation: Du bist schlau

Schließe deine Augen, und begib dich in Gedanken an den Ort, an dem du dich am sichersten, behütetsten und am besten aufgehoben fühlst. Mache es dir dort bequem.

**6 Min. Ruhe**

Lasse nun alle dich belastenden Dinge los. Sie fallen von deinen Schultern, als würdest du einen zu schweren Rucksack abstellen.

**7 Min. Ruhe**

Alles geht gleich viel leichter und entspannter. Gehe nun in der Erinnerung zu einem Tag, an dem du dich völlig überfordert gefühlt hast. Wo bist du gerade? Wer ist bei dir? Wie alt bist du?

**23 Min. Ruhe**

Dieses Erlebnis war so schlimm für dich, dass du es bis jetzt in deinem Herzen bewahrt hast. Es hat dich treu beschützt und war immer für dich da. Sei dafür von Herzen dankbar.

**3 Min. Ruhe**

Schließe die Wunde, die es hinterlassen hat, nun ein für alle Mal mit Liebe und Wärme aus deinem Herzen. Genieße diese wohlige Energie.

**7 Min. Ruhe**

Öffne in Dankbarkeit deine Augen.

### Unterstützende Empfehlungen

- Augenübungen: Palmieren, Farbkarten
- Meridianklopfmassage mit der Affirmation: »Ich liebe mich so, wie ich bin. Mein Körper ist mein Freund«, oder: »Ich lasse die Last der Vergangenheit los und heile meine Wunden mit Liebe.«
- Chakrablüten: Licht des Herzens, Gelbe Teichrose, Augenwohlsalbe, Zellessenz, Herzchakra-Essenz
- Ätherische Öle: Rose, Zimt, Thymian, Immortelle, Pfefferminze, Eukalyptus
- Heilkräuter: Frauenmantel, Hirtentäschel, Schwedenbitter

## GILLESPIE-SYNDROM

Das angeborene Gillespie-Syndrom umfasst die Symptome der Aniridie, zerebellärer Ataxie und einer ausgeprägten geistigen Beeinträchtigung. Die Muskeln weisen einen Hypotonus auf, die Betroffenen haben oft Plattfüße und eine Ohrmuscheldysplasie.

### Augenveränderung durch Gillespie-Syndrom

Auf beiden Augen leiden die Betroffenen unter partieller Aniridie. Da sich ihre Augen hierdurch nicht auf die unterschiedlichen Helligkeiten einstellen können, meiden sie Licht. Als äußeres Erkennungsmerkmal haben sie schlitzförmige Augenlider.

### Seelischer Hintergrund

Menschen mit dieser Erkrankung stehen immer wieder vor der Herausforderung, dass ihnen vieles besonders schwerfällt. Von ihren Mitmenschen bekommen sie häufig den Vorwurf zu hören, dass sie Dinge doch einfach erledigen sollen, doch das ist nicht leicht für sie. Sie nehmen sich die Vorwürfe zu Herzen und machen sich selbst Vorwürfe. Dadurch sinkt die Motivation, und der Frust steigt.

### Meditation: Halte durch

Dein Kopf ist immer beschäftigt. Gönne ihm einmal eine Pause. Lasse deine kreisenden Gedanken nach und nach zur Ruhe kommen, indem du sie alle zu Ende denkst.

**16 Min. Ruhe**

Schließe die Augen, und gehe in Gedanken eine Treppe hinauf. Stufe für Stufe. Jeder Schritt bringt dich näher zu dir selbst. Du stehst jetzt an einem bunten Bleiglasfenster, und die Sonne leuchtet hindurch, sodass es in allen Farben erstrahlt. Traue dich, und öffne das Fenster. Was siehst du?

**19 Min. Ruhe**

Das ist dein persönliches Paradies, dein Rückzugsort. Wann immer du möchtest, kannst du dieses Fenster öffnen, deinen Blick schweifen und die Gedanken zur Ruhe kommen lassen. Genieße dein Sein, denn genau so, wie du bist, bist du richtig. Öffne die Augen wieder, wenn du möchtest.

## Unterstützende Empfehlungen

- Augenübungen: Palmieren, Farbkarten
- Meridianklopfmassage mit der Affirmation: »Ich liebe mich so, wie ich bin. Mein Körper ist mein Freund«, oder: »Ich lasse die Last der Vergangenheit los und heile meine Wunden mit Liebe.«
- Chakrablüten: Licht des Herzens, Gelbe Teichrose, Augenwohlsalbe, Zellessenz, Herzchakra-Essenz

- Ätherische Öle: Rose, Zimt, Thymian
- Heilkräuter: Frauenmantel, Hirtentäschel, Schwedenbitter

## RIEGER-SYNDROM

Bei dieser angeborenen Systemerkrankung kommt es zu Missbildungen des Mesoderms. Neben den Veränderungen der Augen liegen Symptome wie Mittelohrschwerhörigkeit, zerebrale Retardierung, Zahn-, Kiefer und Gesichtsschädelfehlbildungen, Nabelbruch und Knochenbildungsstörungen des Skelettes vor.

### Augenveränderung durch Rieger-Syndrom

Aufgrund der Mesodermstörung kommt es zu einer Irisdysplasie. Diese kann in Form eines Koloboms (Lochbildung), einer Deformation der Pupille oder Synechien (Gewebeverklebungen) in der Regenbogenhaut in Erscheinung treten. Auch der Kammerwinkel ist häufig von Fehlbildungen betroffen, was zu einem Glaukom führt.

### Seelischer Hintergrund

Menschen mit Rieger-Syndrom wurden von ihren Mitmenschen immer wieder unterschätzt. Dies führte so weit, dass sie sich selbst nichts mehr zutrauen, obwohl sie vieles schaffen könnten.

**Meditation: Traue dich**

Schließe deine Augen, und entspanne dich vollkommen. Genieße einfach das Sein im Jetzt.

**6 Min. Ruhe**

Gehe nun in deinen Gedanken die Ereignisse in deinem Leben durch, bei denen du unterschätzt wurdest. Beginne bei den nächsten, und gehe immer weiter zurück bis zum allerersten Mal, als es dir so ging.

**16 Min. Ruhe**

Dieses erste Mal betrachte ganz genau. Was ist passiert? Wo warst du? Wer war bei dir?

**36 Min. Ruhe**

Heute könntest du das alles ohne Wenn und Aber. Du bist viel größer und schlauer als damals. Du bist jetzt ein anderer. Gehe in dein Herz, und bitte es, diese Wunde ein für alle Mal mit Liebe zu heilen. Genieße es, in Dankbarkeit zu heilen. Öffne deine Augen wieder, wenn du so weit bist.

## Unterstützende Empfehlungen

- Augenübungen: Palmieren, Farbkarten
- Meridianklopfmassage mit der Affirmation: »Ich liebe mich so, wie ich bin. Mein Körper ist mein Freund«, oder: »Ich lasse die Last der Vergangenheit los und heile meine Wunden mit Liebe«, oder: »Ich traue mich.«
- Chakrablüten: Licht des Herzens, Gelbe Teichrose, Augenwohlsalbe, Zellessenz, Herzchakra-Essenz, Jacumbofee-Essenz
- Ätherische Öle: Rose, Zimt, Thymian, Basilikum, Immortelle, Zitronengras, Geranie, Lavendel, Ingwer, Zitrone, Teebaum
- Heilkräuter: Frauenmantel, Hirtentäschel, Schwedenbitter
- CDs: »Heilmusik für Augen und Sehkraft«, »Lass deine Augen berühren«
- Dunkelbrille

## SOMMER-RATHBUN-BATTLES-SYNDROM

Hierbei handelt es sich um eine angeborene Erkrankung, bei der die Iris und eine oder beide Nieren fehlen. Zudem zeichnet sie sich durch eine leichte psychomotorische Entwicklungsstörung aus. Häufig haben Betroffene eine prominente Stirn und einen übermäßig großen Abstand der beiden Augen voneinander.

### Augenveränderung durch Sommer-Rathbun-Battles-Syndrom

Betroffenen fehlt die Iris (Aniridie siehe S. 221). Durch Missbildungen des Kammerwinkels kommt es zu einem angeborenen Glaukom (siehe S. 188).

### Seelischer Hintergrund

Menschen mit dieser Erkrankung empfinden das Leben als trist und gleichförmig. Sie sind gelangweilt von dem, was sie sehen, und können nichts Neues erkennen. Dadurch verschließen sich die Augen vor dem öden Ausblick.

### Meditation: Es gibt vieles zu entdecken

Öffne deine Augen ganz bewusst, und lasse deinen Blick und alle anderen Sinne schweifen. Denke nicht darüber nach – nimm wahr, wohin deine Aufmerksamkeit fällt.

**7 Min. Ruhe**

Was ist dir am stärksten aufgefallen, als du dich umgeschaut hast? Was hat deinen Blick und deine anderen Sinne gefangen? Denke einmal darüber nach, warum gerade dies deine Aufmerksamkeit erregt hat.

**9 Min. Ruhe**

Schließe nun deine Augen, und gehe in Gedanken zu dem Ort, wo alles begann. Dahin, wo du zum allerersten Mal deinen Blick auf das gerichtet hast, was gerade deine Aufmerksamkeit erregt hat. Lasse dich von deinem Unterbewusstsein führen. Es wird dir den Weg dahin weisen. Wo bist du? Wie alt bist du? Wer ist bei dir? Warum bist du da?

**22 Min. Ruhe**

Hier liegt der Ursprung. Gehe nun ganz bewusst in dein Herz, und lasse diesen Anfang heilen, sodass er nie wieder von Neuem aufreißen kann.

**12 Min. Ruhe**

Es ist an dir, die Augen zu öffnen, wenn dir danach ist.

## Unterstützende Empfehlungen

- Augenübungen: Palmieren, Farbkarten, chinesische Akupressur
- Meridianklopfmassage mit der Affirmation: »Ich liebe mich so, wie ich bin. Mein Körper ist mein Freund«, oder: »Ich lasse die Last der Vergangenheit los und heile meine Wunden mit Liebe.«
- Chakrablüten: Licht des Herzens, Gelbe Teichrose, Augenwohlsalbe, Zellessenz, Herzchakra-Essenz, Rad des Lebens
- Ätherische Öle: Rose, Zimt, Thymian
- Heilkräuter: Frauenmantel, Hirtentäschel, Schwedenbitter, Zinnkraut

## WAGR-SYNDROM

Symptome des erblich bedingten Wilms-Tumour-Aniridia-Syndroms sind Nierentumore, das Fehlen der Iris sowie Fehlbildungen im Bereich des Urogenitaltraktes (v. a. bei Frauen) sowie geistige Retardierung. Häufig haben Betroffene schon im Kindesalter ein Problem mit Übergewicht.

### Augenveränderung durch WAGR-Syndrom

Bei dieser Erkrankung fehlt die Iris. Weitere Veränderungen zeigen sich in der Ausbildung eines grauen Stars (siehe S. 191) und einer Oberlidlähmung (Ptosis), die die Sicht behindern kann.

### Seelischer Hintergrund

Den Menschen, die unter dieser Erkrankung leiden, zeigt sie, dass sie innerlich resigniert haben. Sie haben schon vieles in ihrem Leben erreicht, und in ihren Augen gibt es nichts Neues mehr zu entdecken. Jedoch haben sie das Erreichte nicht genossen. So haben sie viel erlebt und doch wenig gesehen. Die Augen verschließen sich aus dem Irrglauben heraus, nichts könne sie noch überraschen.

### Meditation: Sei in alle Richtungen frei

Gehe in dein Herz, und frage es, was es begehrt. Bitte es, es dir zu zeigen. Schließe dazu die Augen.

**7 Min. Ruhe**

Dein Herz zeigt dir auch einen Weg, wie du das Ersehnte ganz leicht erreichen kannst.

**9 Min. Ruhe**

Folge deinem Herzen, und gehe diesen Weg. Dabei wirst du nach und nach erkennen dürfen, dass es weit mehr gibt als das, was direkt vor dir liegt.

**2 Min. Ruhe**

Genieße es, zu sein, in vollen Zügen. Öffne, wenn du bereit bist, die Augen.

## Unterstützende Empfehlungen

- Augenübungen: Palmieren, Farbkarten, Kerzenübung, Augenyoga, langes Schwingen
- Meridianklopfmassage mit der Affirmation: »Ich liebe mich so, wie ich bin. Mein Körper ist mein Freund«, oder: »Ich lasse die Last der Vergangenheit los und heile meine Wunden mit Liebe.«
- Chakrablüten: Licht des Herzens, Gelbe Teichrose, Augenwohlsalbe, Zellessenz, Herzchakra-Essenz
- Ätherische Öle: Rose, Zimt, Thymian, Immortelle, Pfefferminze, Gewürznelke
- Heilkräuter: Frauenmantel, Hirtentäschel, Schwedenbitter, Ehrenpreis, Löwenzahn, Wegwarte, Kalmus, Labkraut, Schöllkraut, Zinnkraut, Spitzwegerich, Malve, Pfefferminze, Augentrost, Goldrute, Ringelblume, Ingwer, Rose, Ginster, Gerste
- CDs: »Lass deine Augen berühren«, »Heilmusik für Augen und Sehkraft«

# AXENFELD-RIEGER-SYNDROM

Bei diesem Krankheitsbild kommt es zu Missbildungen des Mesoderms, die zu Augenveränderungen in Verbindung mit Schwerhörigkeit, zerebraler Retardierung, Zahn-, Kiefer- und Gesichtsschädelfehlbildungen (Mikrodontie, verminderte Zahnzahl), Nabelhernie und Knochenbildungsstörungen am Skelettsystem führen.

## Augenveränderung durch Axenfeld-Rieger-Syndrom

Typisch ist eine Fehlbildung der Iris, die einen Spalt oder ein Loch aufweist, ein sogenanntes Iriskolobom. Auch eine Verformung der Pupille oder Synechien (bindegewebsartige Verwachsungen in der Iris) kommen vor. Daraus resultieren Störungen der Adaptation des Auges, was zu starker Blendbarkeit führt. Die Iris bildet sich in der 6. Schwangerschaftswoche, und bei dieser Erkrankung wird sie nicht fertig entwickelt. Durch Fehlbildungen im Kammerwinkel, durch die das Kammerwasser nicht richtig abfließen kann und der Druck im Auge steigt, tritt in der Regel ein Glaukom auf.

## Seelischer Hintergrund

Für den Betroffenen geht es darum, ständig schneller und besser zu sein. Er hat einen inneren Drang nach Leistung und den Anspruch an sich, andere zu übertreffen. Doch irgendwo gibt es dann doch eine Grenze. Irgendjemand ist immer besser in etwas. Das kann der Betroffene jedoch nicht akzeptieren. Daher entsteht ein Tunnelblick. Er blendet alles um sich herum aus und sieht nur noch das, was er erreichen möchte. Alles andere ist völlig egal.

## Meditation: Du darfst die Nummer vier sein

Komme zur Ruhe, und schließe deine Augen. Sei ganz bei dir selbst. Achte auf den Schlag deines Herzens und den Klang der Luft, die du atmest. Nimm alles bewusst wahr.

**4 Min. Ruhe**

Dein Körper dient dir, so gut er es vermag, und kann nicht von jetzt auf gleich besser werden. Der Beste kann er niemals für lange Zeit sein, ohne dass das körperliche Folgen hat. Du darfst Pausen machen und auch der Vierte sein. Es ist okay. Schaue einmal auf dein Leben zurück. Wann war das erste Mal, als du den Drang verspürt hast, der Beste zu sein? Wie war die Situation? Schaue genau hin.

**7 Min. Ruhe**

Du wurdest damals verletzt, weil du nach Meinung anderer nicht gut genug warst. Du hattest versagt – dachtest du. Doch das ist nicht wahr. Es kann nur der versagen, der endgültig aufgibt. Das hast du nicht. Denn du bist noch da und seither gewachsen und stetig besser geworden. Es geht im Leben nicht darum, der Erste zu sein, sondern darum, sein Leben zu leben. Die tiefe Wunde der Unzulänglichkeit darf heilen. Gib dir die Chance. Du bist immer die beste Version deiner selbst. Du gibst immer dein Möglichstes. Und du musst nur einem genügen: dir selbst.

**12 Min. Ruhe**

Diese Wunde darf nun heilen. Gehe dazu in dein Herz, und lasse Liebe in deinen gesamten Körper fließen. In jede einzelne Zelle. Bis in die Finger, die Zehen und die Haarspitzen. Dein ganzer Körper wird von diesem liebenden und warmen Gefühl durchdrungen und geheilt.
Wenn du so weit bist, öffne deine Augen.

### Unterstützende Empfehlungen

- Augenübung: Palmieren
- Meridianklopfmassage mit der Affirmation: »Ich darf genießen.«
- Chakrablüten: Zellessenz, Gelbe Teichrose, Herzchakra-Essenz, Balsamessenz
- Ätherisches Öl: Weihrauch
- Heilkräuter: Schwedenbitter
- CDs: »Lass deine Augen berühren«, »Heilmusik für Augen und Sehkraft«

## WALKER-DYSON-SYNDROM

Diese angeborene Erkrankung geht mit einer fehlenden Iris und einer geistigen Beeinträchtigung einher.

### Augenveränderung duch Walker-Dyson-Syndrom

Durch die Aniridie kann es zu einer Linsenluxation (siehe S. 204) kommen, die starke, unregelmäßige Fehlsichtigkeiten nach sich zieht. V. a. eine unregelmäßige Hornhautverkrümmung ist neben Weit- oder Kurzsichtigkeit häufig. Weitere Veränderungen sind eine Sehnerv-Hypoplasie (Fehl- oder Unterentwicklung des Sehnervs) sowie der graue Star.

### Seelischer Hintergrund

Menschen mit dieser Erkrankung vergleichen permanent neue Erlebnisse mit dem bereits Geschehenen. Sie sehen in allem nur Wiederholungen des Vortags, der Vorwoche oder des Vorjahres. Für sie ist es wichtig, zu lernen, dass das Alte losgelassen werden muss, damit Neues entstehen kann.

### Meditation: Das ist neu

Schließe deine Augen, und gehe in Gedanken einen Weg entlang. Es ist ein schöner Weg, den du von einem Spaziergang kennst. Folge ihm. Was erkennst du alles?

**12 Min. Ruhe**

Was ist dir wieder und wieder in den Blick gefallen? Und warum? Woran lag es, dass genau das deine Aufmerksamkeit erregte?

**6 Min. Ruhe**

Erinnere dich an das allererste Mal, als du so etwas gesehen hast. Lasse es dir von deinem Herzen genau zeigen.

**17 Min. Ruhe**

Bitte nun dein Herz, alles, was dich dazu bringt, immer nur dasselbe zu erkennen, zu heilen, damit du weit mehr wahrnehmen kannst. Sei dankbar dafür, und genieße den nächsten Spaziergang. Öffne jetzt die Augen.

## Unterstützende Empfehlungen

- Augenübungen: Palmieren, Farbkarten
- Meridianklopfmassage mit der Affirmation: »Ich liebe mich so, wie ich bin. Mein Körper ist mein Freund«, oder: »Ich lasse die Last der Vergangenheit los und heile meine Wunden mit Liebe«, oder: »Ich erkenne immer wieder Neues im Leben.«
- Chakrablüten: Licht des Herzens, Gelbe Teichrose, Augenwohlsalbe, Zellessenz, Herzchakra-Essenz, Rad des Lebens
- Ätherische Öle: Rose, Zimt, Thymian
- Heilkräuter: Frauenmantel, Hirtentäschel, Schwedenbitter

# EHLERS-DANLOS-SYNDROM

Diese angeborene Störung des Bindegewebes zeigt sich in einer Überdehnbarkeit der Haut und überbeweglichen Gelenken. Sie wird in viele unterschiedliche Gruppen eingeteilt, doch die Seelenbotschaft ist für alle Betroffenen gleich.

## Augenveränderung durch Ehlers-Danlos-Syndrom

Die äußerste Schicht des Auges, die Sklera und die Cornea (Leder- und Hornhaut), gibt dem Auge seine Form. Sie zählen zu den Binde- und Stützgeweben, die durch die Krankheit nicht so stabil sind wie normal. Daher können die Augenmuskeln die Augen leichter verformen, und es entsteht entweder eine Kurzsichtigkeit oder ein Keratokonus (siehe S. 200). Im Augeninneren führt die Bindegewebsstörung zu einer Netzhautablösung oder einer Linsenverschiebung. Aber auch eine Maculadegeneration kann die Folge sein. Weitere Symptome sind Schielen, starke Hornhautverkrümmung sowie trockene und blendempfindliche Augen.

## Seelischer Hintergrund

Es ist menschlich, zu denken, dass wir im Leben etwas erreichen, etwas Großartiges leisten müssen. Doch das ist nicht der Sinn unseres Daseins. Es geht nur um das Sein an sich. Das mag sich merkwürdig anhören, aber jeder Mensch erfüllt bereits seine Aufgabe, wenn er einfach lebt und das Sein genießt. Das fällt für einen kurzen Augenblick leicht, doch auf Dauer ist es eine Herausforderung. Menschen mit dieser Bindegewebserkrankung dürfen genau das lernen. Sie brauchen nichts zu beweisen oder zu leisten. Denn Menschen, die immer nur nach etwas Großem streben, werden niemals im Augenblick glücklich sein.

### Meditation: Ich halte dich, mein Kind

Schließe deine Augen, und lasse deine Gedanken einmal zur Ruhe kommen, indem du sie zu Ende denkst. Jeden Gedanken, der kommt, bis keiner mehr da ist.

**7 Min. Ruhe**

Ohne Gedanken leben, das ist die Kunst, zu sein. Im Augenblick anzukommen. Genau hier findet dein Leben statt, und nur jetzt kannst du es genießen. Es ist dein Leben, also nimm dir die Zeit für diesen Augenblick.

**12 Min. Ruhe**

Fülle dein Herz mit Liebe und Dankbarkeit für den jetzigen Augenblick. Gehe ganz im Jetzt auf, und spüre die Wärme, die aus deinem Herzen in jede Zelle strömt. Ja, das ist das Sein. Öffne deine Augen, wenn dir danach ist.

### Unterstützende Empfehlungen

- Augenübungen: alle
- Meridianklopfmassage mit der Affirmation: »Ich genieße mein Leben.«
- Chakrablüten: Glücksessenz, Gelbe Teichrose, Zellsalbe, Jacumbofee-Essenz
- Ätherisches Öl: Weihrauch
- Heilkräuter: Schwedenbitter, Ehrenpreis, Schöllkraut, Zinnkraut, Wegwarte, Kalmus, Labkraut, Süßholz, Fenchel
- CDs: »Heilmusik für Augen und Sehkraft«, »Lass deine Augen berühren«, »Augentraining bei Kurzsichtigkeit«, »Arme zu kurz? Sehtraining hilft!«

## MARFAN-SYNDROM/MASS-SYNDROM

Bei diesem genetisch veranlagten Syndrom liegt eine erhöhte Elastizität und Laxizität des Bindegewebes vor, von der unter anderem Knochen, Muskeln und Bänder betroffen sind. Meist sind die Betroffenen sehr groß und haben verlängerte Gliedmaßen, schmale Hände und Füße. Das Marfan-Syndrom manifestiert sich zudem in der Feinstruktur des Bindegewebes und führt zu wenig Stabilität. Betroffene leiden häufig unter Herzklappenfehlern, Aneurysmen der Aortenwurzel und vielen weiteren Veränderungen.

### Augenveränderung durch Marfan-Syndrom

Durch die Gewebeveränderung ist die Lederhaut beim Betroffenen dünner als üblich. Dadurch erscheinen die Skleren blau, da die Aderhaut durchscheint. Dies führt jedoch nicht zu einer Beeinträchtigung der Sicht, wohl aber die Begleiterkrankungen wie grüner Star (siehe S. 188), grauer Star (siehe S. 191), Kurzsichtigkeit, Hornhautverkrümmung oder Netzhautablösung. Aber auch einige Augensymptome, die weniger bekannt sind, treten hierbei auf. So kann die Bindegewebsstörung zu einer sogenannten Iridodonesis führen. Durch die Bewegung des Kopfes kommt es zum Irisschlottern, da die Zonulabänder die Linse nicht gut fixieren. Eine Linsenluxation ist ebenfalls möglich, wenn sich die Zonulabänder zu stark lockern. Auch die Hornhaut, die aus Bindegewebe besteht, kann sich bei dieser Erkrankung verändern. Es kommt sowohl zum Keratokonus, einer kegelförmigen Vorwölbung der Hornhaut mit starker Hornhautverkrümmung, als auch zur Megalokornea (vergrößerter Durchmesser der Hornhaut).

## Seelischer Hintergrund

Der Betroffene hat sich angewöhnt, die Bilder zu filtern, die er wahrnimmt. Auch wenn alles aus der Umwelt aufgenommen wird, wird es aus Angst nicht weiterverarbeitet, und dadurch bleibt vieles unentdeckt. Nur Bekanntes und Vertrautes wird gesehen, doch das ist ein ganz geringer Teil. All das, was bewusst nicht verarbeitet wird, kann allerdings wieder hervorgeholt werden. Diese Fähigkeit muss Tag für Tag trainiert werden.

## Meditation: Ich sehe alles

Du nimmst alles wahr, einfach alles. Du erkennst und deutest es genau. Diese Fähigkeit trainierst du von nun an. Das Ausblenden brauchst du nicht länger, denn du kannst alles ertragen und verkraften. Alles.

**1 Min. Ruhe**

Schließe die Augen, und atme tief ein und aus … ein und aus. Nimm alles um dich herum wahr, und lasse es dann weiterziehen. Jedes Geräusch, jeden Duft, jedes Gefühl, jeden Gedanken.

**8 Min. Ruhe**

Du stehst in Gedanken vor einer Tür auf der in dicker Schrift steht: »Betreten verboten! Gezeichnet dein Selbstschutz.« Öffne diese massive Stahltür. Das, was sich dahinter verbirgt, kann dich nicht überfordern. Du musst nicht länger geschützt werden. Gehe in den Raum hinein, und schaue dich um. Was erkennst du? Wie alt bist du?

**12 Min. Ruhe**

Das, was damals geschehen ist, war zu viel für dein junges Ich. Es hat dich maßlos überfordert und dazu gebracht, dich sinnvollerweise vor einer Wiederholung zu schützen. Sei deinem Körper dafür zutiefst dankbar!

**5 Min. Ruhe**

Danke deinem Körper dafür, dass er dir so gute Dienste erwiesen hat, und sage ihm: »Ich brauchte diesen Schutz, doch nun darf er gehen, und meine volle Sicht darf zurückkommen. Ich kann nun alles ertragen! Danke, lieber Körper.«
Öffne deine Augen, wenn du möchtest.

## Unterstützende Empfehlungen

- Augenübungen: Peripherieübungen, z. B. Ziehharmonika und Kamera-Klick-Übung, Switching-Übung, Kopfklopfmassage, Augenmassagen
- Meridianklopfmassage mit der Affirmation: »Ich sehe alles«, oder: »Ich will alles sehen.«
- Chakrablüten: Gelbe Teichrose, Zellessenz, Jacumbofee-Essenz
- Ätherisches Öl: Weihrauch
- Heilkräuter: Schwedenbitter, Zinnkraut, Augentrost, Benediktenwurzel, Schafgarbe, Goldrute, Labkraut, Brennnessel, Gerste, Spitzwegerich, Bertram, Süßholz, Fenchel, Schöllkraut, Melisse
- CDs: »Lass deine Augen berühren«, »Heilmusik für Augen und Sehkraft«

# JOUBERT-SYNDROM

Beim Joubert-Syndrom kommt es zu Entwicklungs- und Funktionsbesonderheiten, die als Genmutation bezeichnet werden. Bislang ist medizinisch noch unklar, ob es sich um eine eigenständige Erkrankung oder die Kombination verschiedener Erkrankungen handelt. Sie wird derzeit aber als eigenes Syndrom klassifiziert. Das Fehlen oder eine erhebliche Unterentwicklung der Struktur zwischen den beiden Kleinhirnhälften, Atemstörungen und Atemaussetzer, Bewegungsveränderungen, Vorverlagerung der Zunge, rhythmisches Muskelzittern, geistige Beeinträchtigungen und Augenveränderungen zählen zu den Symptomen.

## Augenveränderung durch Joubert-Syndrom

Es treten Störungen und Veränderungen der Netzhaut im Auge auf, vergleichbar mit einer Netzhautdystrophie. Auch Regenbogen- und Aderhaut sowie die Zellschicht zwischen Aderhaut und Fotorezeptoren sind betroffen. Dies führt zu Gesichtsfeldausfällen. Zudem kommt es oft zu einem Nystagmus: Ist der zentrale Netzhautpart geschädigt, kann das Auge nicht richtig fixieren, denn es fehlt immer das Bild des direkt angesehenen Objektes. Um die optischen Informationen dennoch zu erhalten, pendeln die Augen in raschen Bewegungen hin und her. Die Fehlbildungen betreffen auch den Sehnerv. Je nach Ort der Dystrophie entstehen unterschiedlich ausgeprägte Skotome (Ausfälle des Gesichtsfeldes).

## Seelischer Hintergrund

Menschen mit dieser Erkrankung achten ihren Körper nur gering. Sie sind so mit der Außenwelt beschäftigt, dass sie sich selbst vernachlässigen. Der Körper kann sich regenerieren, jedoch nur, wenn ihm Aufmerksamkeit geschenkt wird.

### Meditation: Beachte dich

Schließe deine Augen, und entspanne dich vollkommen. Es gibt nichts um dich herum, was jetzt wichtiger ist. Gehe ganz im Augenblick auf.

**4 Min. Ruhe**

Betrachte dich selbst einmal aus der Ferne. Dies kannst du tun, indem du dir einen Spiegel vorstellst, vor dem du stehst. Was siehst du?

**12 Min. Ruhe**

So, wie du dich selbst wahrnimmst, wird sich dein Körper entwickeln. Er möchte genau so aussehen und nicht anders. Du bestimmst dein Sein. Genieße es, dich zu sehen, und öffne deine Augen wieder, wenn dir danach ist.

## Unterstützende Empfehlungen

- Augenübungen: Augenyoga, chinesische Akupressur, langes Schwingen, Kopfklopfmassage, Augenklopfmassage,
- Meridianklopfmassage mit der Affirmation: »Ich sehe mich selbst und achte die Bedürfnisse meines Körpers.«
- Chakrablüten: Zellessenz, Herzchakra-Essenz, Entspannungsessenz, Medullaessenz, Hüter der kosmischen Wahrheit, lachendes Herz
- Ätherische Öle: Lavendel, Eukalyptus, Pfefferminze, Weihrauch
- Heilkräuter: Schwedenbitter, Johanniskraut, Spitzwegerich
- CDs: »Lass deine Augen berühren«, »Heilmusik für Augen und Sehkraft«
- Dunkelbrille

## MITOCHONDRIENDYSTROPHIEN

Die Mitochondrien werden als die Kraftwerke der Zellen bezeichnet. Es handelt sich um spezifizierte Zellorgane, die sich in fast allen Zellen befinden, so auch in den Augen. Bei Dystrophien der Mitochondrien kommt es zu Störungen in der Energiegewinnung bis hin zum Zelltod. Folgen sind Ausfälle auch lebenswichtiger Organe, sodass diese Krankheit lebensbedrohlich ist. Weitere Symptome sind schlaganfallähnliche Leiden, epileptische Anfälle, Krämpfe, Muskelschwäche, Magen-Darm-Beschwerden, Schluckschwierigkeiten, Herzkrankheiten, Leberkrankheiten, Diabetes mellitus, Alzheimer, Morbus Parkinson, Multiple Sklerose, Sjögrens-Syndrom, Lupus, rheumatoide Arthritis, Blindheit und Taubheit.

### Augenveränderung durch Mitochondriendystrophie

Die Organausfälle führen dazu, dass Auge und Gehirn nicht optimal funktionieren. Die Sicht verschlechtert sich. In der Netzhaut, der Aderhaut, der Regenbogenhaut sowie der Augenlinse und Hornhaut führt die Dysfunktion der Mitochondrien zu Veränderungen des Gewebes. Die Sicht trübt sich ein. Gesichtsfeldausfälle entstehen, und es kommt zu Schwierigkeiten bei der Bildinterpretation. Schlaganfallsleiden, Lebererkrankungen, Diabetes und Magen-Darm-Probleme verursachen weitere Funktionsausfälle des Auges. Die Erkrankung kann zur Erblindung führen.

### Seelischer Hintergrund

Menschen mit dieser Erkrankung tragen zu viel Ballast oder auch Altlasten mit sich umher. Alles im Körper befindet sich idealerweise in einem flüssigen Kreislauf. Doch wenn jemand immer zu viel Lasten trägt, ist es nicht möglich, Neues aufzunehmen. Das Alte blockiert den Fluss und verhindert, dass sich der Körper erneuert. Er kann sich nicht regenerieren, und die Zellen werden schlechter versorgt – bis zum Funktionsausfall.

### Meditation: Ich lasse los

Schließe deine Augen, und gehe in Gedanken zu einem beliebigen Punkt in deiner Vergangenheit, der dir gerade in den Sinn kommt. Genau bei diesem Punkt möchte dein Körper, dass du beginnst, loszulassen. Schaue dir die Situation genau an. Was gibt es da loszulassen?

**13 Min. Ruhe**

Genieße es, weniger mit dir herumzutragen. So leicht kann das Leben sein, wenn du wirklich dazu bereit bist, Altes loszulassen. Doch sorge dafür, dass du keinen neuen Ballast aufnimmst, indem du jede Zelle, die etwas losgelassen hat, liebend darum bittest, nur noch das, was du wirklich und wahrhaftig brauchst, zu tragen.

**6 Min. Ruhe**

Lebe leichter, und alles wird leichter. Öffne jetzt deine Augen wieder.

## Unterstützende Empfehlungen

- Augenübung: Augenyoga
- Meridianklopfmassage mit der Affirmation: »Ich lasse Altes los und nehme Neues auf. Dadurch lebe ich leichter.«
- Chakrablüten: Zellessenz, Augenwohlsalbe, Rad des Lebens, Juwel der Essenzen,
- Ätherisches Öl: Zypresse
- Heilkräuter: Schwedenbitter, Zinnkraut, Beinwell, Gerste
- CDs: »Lass deine Augen berühren«, »Heilmusik für Augen und Sehkraft«

## BARDET-BIEDL-SYNDROM

Auch das Bardet-Biedl-Syndrom gilt als Genmutation. Zu den zahlreichen Symptomen gehören Schwerhörigkeit, Adipositas, Diabetes mellitus, arterielle Hypertonie, abfallende Lidwinkel, tief liegende Ohren, kleiner Wuchs, Fehlbildungen der Eierstöcke, Unterentwicklung von männlichen Geschlechtsmerkmalen, Fehlbildungen im Bereich der Leber und der Gallenwege, Häufung von Nierenerkrankungen, geistige Behinderung unterschiedlichen Schweregrades, Störungen der Motorik, verzögerte oder ausbleibende Pubertät, um nur einige zu nennen.

### Augenveränderung durch Bardet-Biedl-Syndrom

Betroffene bilden eine Retinitis pigmentosa (siehe S. 217) aus.

### Seelischer Hintergrund

Bei Menschen mit dieser Erkrankung ist die Chronologie des Lebens durcheinandergeraten. Dies führt dazu, dass das Gehirn mit den Sinneseindrücken überfordert ist und Stück für Stück die Augen abschaltet, um der Flut an verwirrenden Informationen zu entkommen.

### Meditation: Vergiss, und lasse los

Schließe deine Augen, und bitte dein Unterbewusstsein, dir den Moment zu zeigen, ab dem es beim Ablegen deiner Erinnerungen durcheinandergekommen ist.

**12 Min. Ruhe**

Nun gehe in dein Herz, und lasse genau diesen Moment heilen, damit dein Unterbewusstsein wieder als »Archivar« arbeiten kann. Sende dafür Heilenergie und Liebe in jede einzelne Zelle deines Seins. Denn jede Zelle hat diese fehlerhafte Information in sich gespeichert.

**20 Min. Ruhe**

Öffne nun wieder deine Augen, und genieße es, im Hier und Jetzt zu sein.

### Unterstützende Empfehlungen

- Augenübungen: Peripherieübungen, Ziehharmonika, Palmieren, Sonnenübung, Kerzenübung, Switching-Übung, liegende Acht, Farbkarten, Gesichtsfeldkitzeln
- Chakrablüten: Zellessenz, Augenwohlsalbe, Licht des Herzens, Gelbe Teichrose, Rad des Lebens
- Ätherische Öle: Zypresse, Zitronengras, Immortelle, Wacholder, Pfefferminze, Lavendel, Sandelholz, Weihrauch
- Heilkräuter: Schwedenbitter, Bärlauch, Waldmeister, Ehrenpreis, Wegwarte, Kalmus, Ringelblume, Brennnessel, Bertram, Andorn, Süßholz, Sellerie, Lindenblüten, Rebensaft, Ginster
- CDs: »Heilmusik für Augen und Sehkraft«, »Lass deine Augen berühren«

## CHRONISCHE POLYARTHRITIS

Diese Systemerkrankung geht mit Gelenkentzündungen einher. Dies kann zur Zerstörung der Gelenke führen. Medizinisch ist die Erkrankung noch nicht ausreichend erforscht, es werden aber Genveränderungen als Ursache vermutet. Betroffene leiden unter Abgeschlagenheit, leichter Temperaturerhöhung, morgendlicher Steifheit der Finger, symmetrisch auftretenden Gelenksschwellungen, zu Beginn oft in den Fingern, sowie Rheumaknoten und

Hautknötchen unter den Streckseiten der Ellbogengelenke. Im Laufe der Erkrankung kann es zum Auftreten von Gelenkergüssen kommen. Da es sich bei der chronischen Polyarthritis um eine Systemerkrankung handelt, ist sowohl ein entzündlicher Befall innerer Organe (z. B. von Herz oder Lunge) als auch eine Entzündung der Gefäße (Vaskulitis) möglich.

### Augenveränderung durch chronische Polyarthritis

Bei der chronischen Polyarthritis kann es zu Entzündungen in den Augen kommen. Diese führen zu Uveitis (siehe S. 25), Iritis (siehe S. 29) und auch zu trockenen Augen.

### Seelischer Hintergrund

Betroffene verschließen ihre Augen vor dem aktuellen Moment. Dadurch kann ihre Seele nicht weiter wachsen, denn es führt zu Stillstand im Leben. Das Leben bedeutet aber immer Wachstum, Stillstand ist der Tod. Für den Erkrankten ist es wichtig, dies zu erkennen und den Blick wieder für den Moment zu öffnen, um wachsen zu können. Die Vergangenheit darf ruhen.

### Meditation: Sei hier, und alles ist gut

Im Jetzt ist die Zeit, zu wachsen. Schließe deine Augen, und gehe ganz im Augenblick auf. Denke jeden Gedanken, der kommt, zu Ende, bis dein Kopf »leer gedacht« ist.

**7 Min. Ruhe**

Wie fühlt es sich an, im Moment zu sein? Diesen Augenblick voll zu erleben? Das Leben zu genießen? Es wäre doch schön, wenn es immer so wäre. Gehe dazu tiefer in dich hinein, in die Stille des Moments. Erlebe die Unendlichkeit des Augenblicks, und genieße ihn in vollen Zügen.

**8 Min. Ruhe**

Du weißt nun, wie es ist, vollkommen präsent zu sein und den Augenblick wirklich zu erleben. Es ist ganz einfach und völlig ungefährlich. Du kannst immer im Hier und Jetzt sein, ohne Angst vor dem Morgen zu haben. Es gibt kein Morgen ohne Gegenwart. Die Zukunft kann nur so schön sein, wie der jetzige Moment es zulässt. Daher lebe jetzt, genieße es, und du wirst Stück für Stück heiler werden.

## Unterstützende Empfehlungen

- Augenübungen: Augenyoga, chinesische Akupressur
- Meridianklopfmassage mit der Affirmation: »Ich lebe im Jetzt und öffne meine Augen für den jetzigen Augenblick.«
- Chakrablüten: Gelbe Teichrose, magnetische Essenz, Jungbrunnen-Essenz, Kniechakra-Essenz, Wiege des Herzens, Zellessenz
- Ätherische Öle: Majoran, Lavendel, Zypresse, Geranie, Gewürznelke, Ingwer, Zitrone, Rosmarin, Wintergrün
- Heilkräuter: Schwedenbitter, Frauenmantel, Wegwarte, Salbei, Andorn, Kirschbaumharz, Gerste, Hirtentäschel, Thymian, Beinwurz, Fichtenspitzen, Johanniskraut, Kamille, Brennnessel
- CDs: »Lass deine Augen berühren«, »Heilmusik für Augen und Sehkraft«

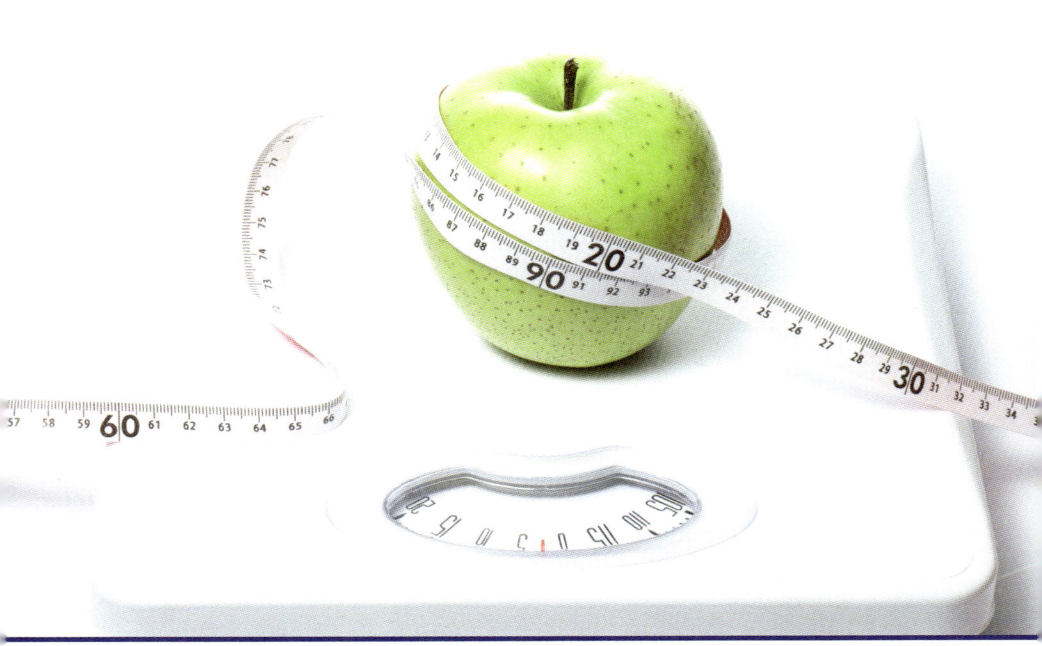

# STOFFWECHSELERKRANKUNGEN

## ADIPOSITAS

Adipositas ist ein Begleitsymptom des WAGR-Syndroms und auch vieler anderer Syndrome. Sie tritt aber auch als alleinige Haupterkrankung auf. Diese Stoffwechselerkrankung kann viele Ursachen haben und bewirkt ein überhöhtes Körpergewicht. Das zieht eine ganze Reihe von Folgeerkrankungen nach sich, z. B. erhöhten Blutdruck, Verschleiß der Gelenke, schlafbedingte Atemstörungen, Diabetes mellitus und psychische Belastungen wie Depressionen oder Ängste.

## Augenveränderung durch Adipositas

Da Adipositas häufig Bluthochdruck bewirkt, kann auch der Augeninnendruck erhöht sein. Eine Folge ist das Glaukom (siehe S. 188). Ein weiteres Problem ist die Arterienverkalkung, die dazu führt, dass die Arterien des Auges sich verändern. Stoffwechselprobleme der Augen führen zu degenerativen Augenerkrankungen der Netz- und Aderhaut und in der Folge zu Gesichtsfeldausfällen. Die Veränderungen in den Gelenken machen Operationen im Knie- und Hüftbereich notwendig, die sich negativ auf die Augen auswirken (siehe S. 159). Entwickelt ein Betroffener Diabetes mellitus Typ 2, können auch diabetische Augenveränderungen auftreten (siehe S. 98). Der Entzündungsfaktor ist durch das Übergewicht größer, wodurch Betroffene öfter unter Bindehautentzündungen leiden. Auch eine Maculadegeneration ist eine Folgeerkrankung. Adipositas geht mit Leberveränderungen einher. In der Traditionellen Chinesischen Medizin (TCM) gilt die Leber als Ursprungsorgan der Augen.

## Seelischer Hintergrund

Menschen, die unter Adipositas leiden, werfen sich selbst vor, dass sie ein völlig anderes Leben haben könnten, wenn sie widrige Lebensumstände nicht ausgehalten, sondern zum Anlass für Veränderung genommen hätten. Manchmal werden sie mit diesen Vorwürfen auch von ihren Mitmenschen konfrontiert. Sie glauben, es wäre zum passenden Zeitpunkt leicht gewesen, die Reißleine zu ziehen und ihr Leben zu verändern, und hätte weniger Kummer und Sorgen bereitet. Doch der Schritt wurde verpasst.

## Meditation: Es sollte so sein

Schließe deine Augen, und werde völlig ruhig und entspannt. Alles um dich herum dient dir. Lasse dich ganz bewusst darauf ein.

**9 Min. Ruhe**

Nutze diese Entspannung, und gehe in Gedanken dahin, wo deine Unzufriedenheit mit dir selbst ihren Ursprung hat.

**1 Min. Ruhe**

Wie fühlt es sich an, dort zu sein? Wer ist alles bei dir? Warum bist du genau da? Wie alt bist du?

**17 Min. Ruhe**

Dein Unterbewusstsein hat dir gezeigt, wo der Ursprung von allem liegt. Öffne dich dem ganz bewusst, und sei von Herzen dankbar. Lasse heilende Liebe in jede einzelne Zelle deines Seins fließen.

**9 Min. Ruhe**

Diese Wunde darf nun heilen. Öffne deine Augen wieder.

## Unterstützende Empfehlungen

- Augenübungen: alle
- Meridianklopfmassage mit der Affirmation: »Ich liebe mich und nehme mein Leben so an, wie es ist.«
- Chakrablüten: Augenwohlsalbe, Gelbe Teichrose, Licht des Herzens, Kniechakra-Salbe, Hüftchakra-Salbe, Leberchakra-Essenz, Tierchakra-Essenz , Solarplexuschakra-Essenz
- Ätherische Öle: Grapefruit, Oregano, Thymian, Orange, Rosmarin, Wacholder, Fenchel
- Heilkräuter: Zinnkraut, Schwedenbitter, Mistel, Frauenmantel
- CDs: »Heilmusik für Augen und Sehkraft«, »Lass deine Augen berühren«

## DIABETES MELLITUS

Diabetes mellitus ist mittlerweile zu einer Volkskrankheit geworden. Es handelt sich um eine Stoffwechselerkrankung, bei der ein Mangel an oder das Fehlen von Insulin für eine Überzuckerung (Hyperglykämie) des Blutes und folglich der Körperzellen sorgt. Langzeitfolgen des überhöhten Blutzuckerwertes sind Veränderungen der Blutgefäße, der Füße, des Nervensystems sowie der Augen.

### Augenveränderung durch Diabetes

Eine Diabetes-mellitus-Erkrankung kann man am Augenhintergrund gut erkennen, denn sie zieht die Blutgefäße der Netzhaut in Mitleidenschaft. Anfangs bemerkt der Betroffene keine Sehbeeinträchtigung, was sehr tückisch ist, denn die Schädigung kann im weiteren Verlauf stark zunehmen und zur Erblindung führen, weil die Sinneszellen nicht ausreichend versorgt werden. Zusätzlich treten Entzündungen der Augenlider (Gerstenkorn siehe S. 20 und Hagelkorn siehe S. 21), eine Veränderung des Linsenstoffwechsels und somit grauer Star (siehe S. 191) und letztlich auch grüner Star (siehe S. 188) auf. Am besten arbeiten Sie mit den Meditationen zu Diabetes mellitus und Ihren Symptomen im Wechsel.

### Seelischer Hintergrund

Wer an Diabetes leidet, hat – wie viele andere auch – immer wieder zu hören bekommen, dass Zucker dem Körper schadet und fett macht. Dann kam es zu einem schockartigen Konflikt, einem traumatischen Erlebnis, bei dem der Betroffene den Geschmack von Süßem im Mund oder den Geruch davon in der Nase hatte. Daraus folgerte er: »Zucker schadet mir.« Diesen Glaubenssatz setzt der Körper nun tagtäglich um. Er schützt den Betroffenen davor, das »Gift« zu sich zu nehmen. Der Körper kämpft, damit bloß kein Zucker verarbeitet wird, um solch eine Überforderung wie damals nie wieder zu erleben. Der Mensch jedoch wirkt dem körperlichen Abwehrsystem entgegen, indem er Zucker aufnimmt, und so steigert sich dessen Kampf immer mehr. Der Körper hat genug davon und leitet den Zucker in die Augen und anderen Organe um.

### Meditation: Du darfst genießen

Alles, was geschehen ist, hatte seinen Sinn. Es war gut so, denn es hat dich zu dem gemacht, der du jetzt bist. Alles in deinem Leben hat dir gedient, was du im Nachhinein erkennst.

**2 Min. Ruhe**

Doch dein Körper will dich schützen, auch wenn das damalige Erlebnis keine Bedeutung mehr hat. Schließe deine Augen, und bitte deinen Körper, dich dahin zu führen, wo der Ursprung deiner Krankheit liegt. Er zeigt ihn dir, wenn du bereit bist, ihn anzusehen. Du kannst es ertragen, denn du bist jetzt groß und stark. Es überfordert dich nicht mehr, denn du hast mittlerweile schon viel Schwierigeres gemeistert. Schaue es dir jetzt an.

**7 Min. Ruhe**

Diese Situation hat eine tiefe Wunde geschlagen, die nun heilen darf. Verbinde dich dazu mit deinem Herzen, und danke deinem Körper für seinen wunderbaren Dienst über die gesamte Zeit. Lasse Liebe aus deinem Herzen in deinen Körper fließen, und spüre, wie sich ein erfüllendes, warmes Gefühl in deinem ganzen Körper ausbreitet bis in die Zehen, die Finger und die Haarspitzen. Dabei heilt es jede einzelne Zelle, die von dieser Wunde betroffen ist. Bis alles heil ist und die Wunde verschwunden.

Öffne deine Augen, wenn es für dich stimmig ist.

## Unterstützende Empfehlungen

- Augenübungen: Palmieren, Sonnenübung, Sonnen und Blitzen
- Chakrablüten: Leberchakra-Essenz, magnetische Essenz, Tierchakra-Essenz, Mango, Solarplexus-Essenz, Zellessenz, Augenwohlsalbe, Gelbe Teichrose
- Ätherische Öle: Gewürznelke, Zypresse
- Heilkräuter: Schwedenbitter, Brombeerblätter, Himbeerblätter, Sauerkrautsaft, Brennnessel, Kalmus, Löwenzahn, Wegwarte
- CDs: »Lass deine Augen berühren«, »Heilmusik für Augen und Sehkraft«

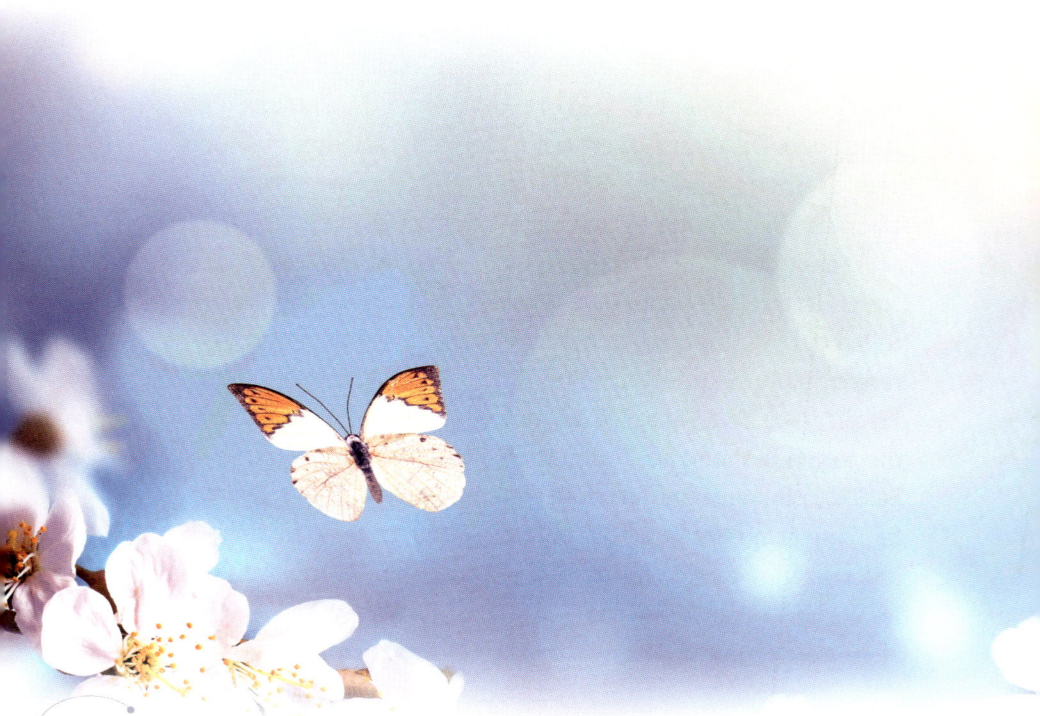

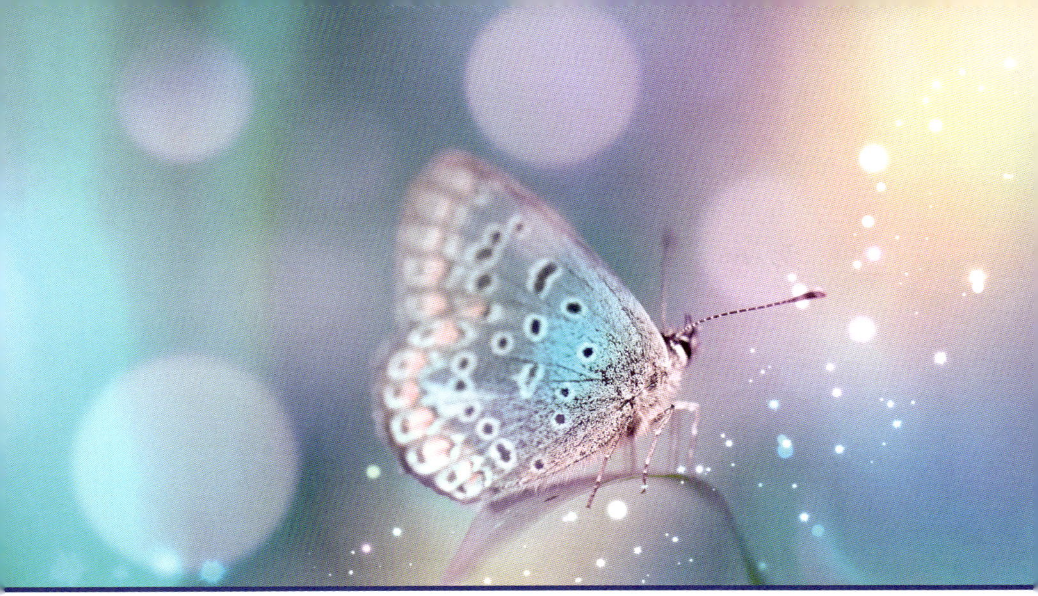

# AUTOIMMUNERKRANKUNGEN

## ENDOKRINE ORBITOPATHIE

Diese Autoimmunerkrankung geht eng mit einer Schilddrüsenerkrankung einher. Infolge einer Gewebsveränderung in der Augenhöhle wird der Augapfel nach vorn gedrückt. Die Augen treten dadurch stärker hervor als gewöhnlich. Zudem sind die Augenlider weiter geöffnet, und der Spalt zwischen Ober- und Unterlid ist deutlich größer. Manchmal können die Betroffenen die Augen deshalb nicht komplett schließen, was dazu führt, dass die Hornhaut in der Mitte trocken wird und sogenannte Stippungen auftreten. Diese kleinen Zellschädigungen sorgen dafür, dass das Bild diffus wird. Keine optische Korrektur kann helfen. Die endokrine Orbitopathie ist ein Hauptsymptom des Morbus Basedow.

## Seelischer Hintergrund

Kein Schritt kann gegangen werden, ohne dass er in die Zukunft geht. Alles, was jetzt ist, ist nur jetzt, und alles, was war, ist vorbei. Doch nichts kann für alle Zeit festgehalten und erhalten werden. Das Leben braucht den Wandel, um bestehen zu bleiben – auch wenn das im ersten Moment paradox klingt. Sobald etwas entsteht, vergeht es. Alles hatte zu seiner Zeit seinen Wert. Menschen mit endokriner Orbitopathie wollen das Vergangene jedoch festhalten, und daher ist ihr Blick rückwärts gewandt. Sie können das Aktuelle nicht richtig wahrnehmen, und es kommt zu Beeinträchtigungen. Für sie ist es wichtig, zu lernen, im Hier und Jetzt zu leben – nicht in der Vergangenheit.

### Meditation: Hier bin ich

Lebe wie ein Baby, wie ein kleines Kind, und du kannst dein Leben wirklich genießen. Du wirst die Freiheit wiedererlangen. Schließe dazu deine Augen, und achte auf das, was du wahrnimmst. Das kann das Strömen der Luft sein, die du atmest, das Säuseln des Windes, Stimmen oder Musik in deiner Nähe. Vernimm den Geruch des Augenblickes. Nimm alles wahr.

**12 Min. Ruhe**

Dies ist der Augenblick. Genieße jede Sekunde davon, sooft es geht, und dir wird sich alles so zeigen, wie es ist. Leichtigkeit hält Einzug in dein Leben. Öffne die Augen, und lebe.

## Unterstützende Empfehlungen

- Augenübungen: alle, besonders Augenyoga, Farbübungen
- Meridianklopfmassage mit der Affirmation: »Ich lebe im Hier und Jetzt.«

- Chakrablüten: Zellessenz, Augenwohlsalbe, Befreiungsessenz, Hüter der kosmischen Wahrheit, Schutzessenz
- Ätherische Öle: Weihrauch, Gewürznelke
- Heilkräuter: Schwedenbitter, Beinwurz, Malve, Sauerklee
- CDs: »Heilmusik für Augen und Sehkraft«, »Lass deine Augen berühren«

## SJÖGREN-SYNDROM

Beim Sjögren-Syndrom handelt es sich um eine chronisch verlaufende Autoimmunerkrankung, bei der Immunzellen besonders die Speichel- und Tränendrüsen angreifen und zu entzündlichen Veränderungen an inneren Organen und am zentralen Nervensystem führen. Durch die Veränderung der Tränendrüsen kommt es zu einer starken Trockenheit der Augen (Sicca-Syndrom siehe S. 198), durch die der Speicheldrüsen zu Mundtrockenheit, die zu Mundwinkelentzündung, Lippenentzündung und verminderter Lippenfeuchtigkeit führt. Weitere Symptome sind starke Müdigkeit, Konzentrationsschwäche, Abgeschlagenheit, Depression, Gelenkentzündungen, Gelenkschmerzen und morgendliche Steifheit der Gelenke. Auch Hauttrockenheit, Austrocknen der Schleimhautoberflächen, spröde und brüchige Haare, Finger- und Fußnägel, Nasentrockenheit, Krustenbildung und Verstopfung der Nase, verstärkte Geruchswahrnehmung und Nasenbluten treten oft auf. Bekannt ist auch ein leichter Hörverlust der hohen Frequenztöne. Schäden an anderen Organen wie Nieren, Blutgefäßen, Lunge, Leber, Pankreas oder Gehirn sind seltener.

## Augenveränderung durch Sjögren-Syndrom

Betroffene haben sehr trockene Augen und leiden unter dem Sicca-Syndrom. Die Bindehaut ist stark gerötet und schmerzhaft, manchmal mit einem Fremdkörpergefühl unter den Lidern. Es kann zu Veränderungen der Hornhautoberfläche mit Zellschädigungen kommen, was letztlich dazu führt, dass die Hornhaut sich eintrübt und sich die Sicht drastisch verschlechtert. Betroffene können dies nicht mit optischen Hilfsmitteln korrigieren, die Sicht ist in allen Entfernungen schlecht.

## Seelischer Hintergrund

Der Betroffene trägt eine tiefe Verletzung in sich. Diese ist so groß, dass es für ihn leichter ist, sie zu ignorieren, als sie anzusehen. Sie kann aber nur heilen, wenn sich der Mensch seiner Angst davor stellt. Diese Angst sitzt jedoch so tief, dass er meist selbst nicht erkennen kann, wo die Ursache liegt.

## Meditation: Lösende Heilung

Schließe deine Augen, und komme zur Ruhe. Lasse die Sorgen einfach weiterziehen.

**4 Min. Ruhe**

Betrachte einmal deinen gesamten bisherigen Lebensweg. Welche waren die Themen, die dir immer wieder begegnet sind und jetzt noch begegnen?

**3 Min. Ruhe**

Diese Themen entzünden sich an der Wunde. Sie berühren nicht den Kern, sondern sind lediglich Folgen des Splitters, der tief im Inneren steckt. Du kennst ihn gut, doch ist er zugleich für dich verborgen. Er ist der Ursprung vieler Beschwerden, die du mit dir trägst. Fühle ganz genau hin. Welches Bild, welche Szene aus deinem Leben kommt dir in den Sinn?

**3 Min. Ruhe**

Was du jetzt siehst, ist eine sehr alte Wunde, die du nun, da du schon Schlimmeres überstanden hast, heilen kannst. Ziehe den Splitter aus der Wunde, der sie am Heilen hindert. Er sitzt tief und ist riesig. Es scheint fast unmöglich zu sein, ihn endgültig zu entfernen, doch du – nur du – kannst es. Im ersten Moment wird es schmerzen und auch bluten, doch das ist es wert. Traue dich, und sieh ganz genau hin, was da in dir steckt.

**5 Min. Ruhe**

Es schmerzt, diese Verletzung noch einmal zu sehen, doch es war das letzte Mal. Der Splitter ist fort, und die Wunde ist sauber. Lasse sie nun heilen mit aus deinem Herzen kommender Heilenergie. Gehe in dein Herz, und spüre, wie es immer wärmer wird, bis diese Wärme weiterströmt, hinein in jede einzelne Faser deines Seins. Bis in die Finger, Zehen und Haarspitzen. Bade in dieser Liebe. Wenn es gut für dich ist, öffne deine Augen wieder.

## Unterstützende Empfehlungen

- Augenübungen: Blinzeln, Augenumschläge, Augenbad, chinesische Akupressur
- Meridianklopfmassage mit der Affirmation: »Ich erkenne den Splitter und heile meine Wunde.«
- Chakrablüten: Augenwohlsalbe, Zellsalbe, Licht des Herzens, Gelbe Teichrose, Herzchakra-Essenz
- Ätherische Öle: Rose, Teebaum
- Heilkräuter: Augentrost, Malve, Ringelblume, Süßholz, Rosenblätter, Ginster
- CDs: »Heilmusik für Augen und Sehkraft«, »Lass deine Augen berühren«

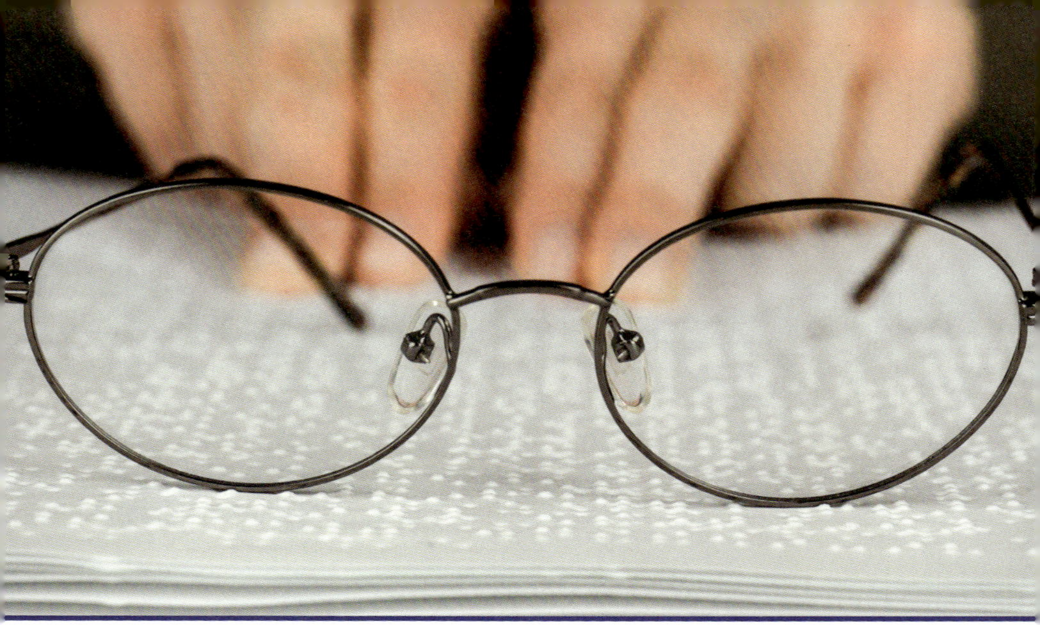

# ANGEBORENE HÖR-/ SEHBEHINDERUNGEN

## USHER-SYNDROM

Das Usher-Syndrom ist eine Hörsehbehinderung, die zu den vererbten Erkrankungen zählt (siehe S. 60). Es handelt sich um eine Innenohrschwerhörigkeit in Kombination mit einer Retinitis pigmentosa (siehe S. 217).
Das Usher-Syndrom wird in drei Typen unterteilt:
Bei Usher-Typ 1 ist der Betroffene von Geburt an taub, die Sehbeeinträchtigung beginnt bereits ab dem 10. Lebensjahr. Oft ist auch der Gleichgewichtssinn gestört.

Bei Usher-Typ 2 leidet der Betroffene von Geburt an an einer konstant bleibenden, hochgradigen Schwerhörigkeit. Die Augenveränderung beginnt während der Pubertät.
Bei Usher-Typ 3 handelt es sich um die schwächste Form des Syndroms. Der Betroffene ist nicht von Geburt an taub bzw. hörgeschädigt. Auch die Sehstörung setzt erst weit später ein und schreitet ab dem 20. Lebensjahr fort.
Für die Seelenbotschaft ist es nicht von Belang, um welchen Typ es sich handelt. Sie gilt für alle Betroffenen gleichermaßen.

## Augenveränderung durch Usher-Syndrom

Die Retinitis pigmentosa führt zu einem Tunnelblick, Orientierungsschwierigkeiten, Blendempfindlichkeit bis zur Nachtblindheit, Umstellungsproblemen auf unterschiedliche Lichtverhältnisse und Erblindung.

## Seelischer Hintergrund

Menschen mit Usher-Syndrom haben immer wieder erlebt, dass sie von ihren Mitmenschen zur Seite gedrängt wurden. Sie haben keinen Platz im Leben gefunden, an dem sie sich angekommen fühlen. Sie empfinden sich als nicht zugehörig und immer wieder fehl am Platz. Diese Wirklichkeit haben sie sich kreiert, weil sie den Glauben, nicht dazuzugehören, zutiefst verinnerlicht haben. Daher wollen sie weder sehen noch hören. Es ist ein schleichender Prozess, der jedoch nicht aufzuhalten ist, solange das Thema im Verborgenen fortbesteht und weiter wirkt. Nur wenn es aus dem Schatten ins volle Bewusstsein geholt und verarbeitet wird, kann es zu einer Umkehr kommen. Die Wunde heilt dann, und die Augen können sich verbessern.

## Meditation: Wem Wurzeln fehlen, der muss selbst welche schlagen

Schließe deine Augen, und spüre in dich hinein. Wie fühlt es sich an, du selbst zu sein? Nimm deinen Herzschlag wahr.

**1 Min. Ruhe**

Spüre deinen Atem, wie er deine Brust hebt und senkt.

**1 Min. Ruhe**

Spüre deine Hände und Füße.

**2 Min. Ruhe**

Spüre deinen gesamten Körper, so, wie er ist.

**1 Min. Ruhe**

Nun stelle dir vor, du bist ein Baum. Du hast einen Stamm, aber nur ganz schwache Wurzeln. Mit diesen kannst du nicht lange bestehen und wirst keinen Halt finden. Lasse deine Wurzeln daher ganz bewusst wachsen. Sie treiben tiefer und tiefer in den Boden, sodass du immer besseren Halt bekommst. Immer standfester wirst.

**5 Min. Ruhe**

Nun, da du genug Halt hast, ist es an der Zeit, zu schauen, wo der Ursprung deiner Wurzellosigkeit liegt. Wo alles begann. Gehe bewusst in deinen Körper, und lasse dir die Bilder des Ursprungs deiner Entwurzelung zeigen. Jetzt kannst du es ertragen, da du genug Halt hast. Bitte deinen Körper, dir deine Wunde zu zeigen.

**7 Min. Ruhe**

Dadurch, dass du den Ursprung jetzt kennst und angesehen hast, kann die Wunde auch heilen. Gehe ganz bewusst in dein Herz, und sende seine Liebe aus. Diese liebende, wärmende Energie strömt in jede einzelne Zelle deines Seins, bis in die Zehen, Finger und Haarspitzen.

**1 Min. Ruhe**

Wenn du das Gefühl hast, dass die Wunde verheilt ist und du fest verwurzelt bist, öffne deine Augen.

## Unterstützende Empfehlungen

- Augenübungen: chinesische Akupressur, langes Schwingen, Sonnenübung, Sonnen und Blitzen, Palmieren, Peripherieübungen
- Chakrablüten: Augenwohlsalbe, Zellessenz, Licht des Herzens, Gelbe Teichrose
- Ätherische Öle: Zypresse, Weihrauch, Zitronengras, Immortelle, Wacholder, Pfefferminze, Lavendel, Sandelholz
- Heilkräuter: Schwedenbitter, Augentrost, Ehrenpreis, Bärlauch, Waldmeister, Wegwarte, Kalmus, Ringelblume, Brennnessel, Bertram, Andorn, Süßholz
- Augenakupunktur
- Farblichtpunktur
- Hörtraining

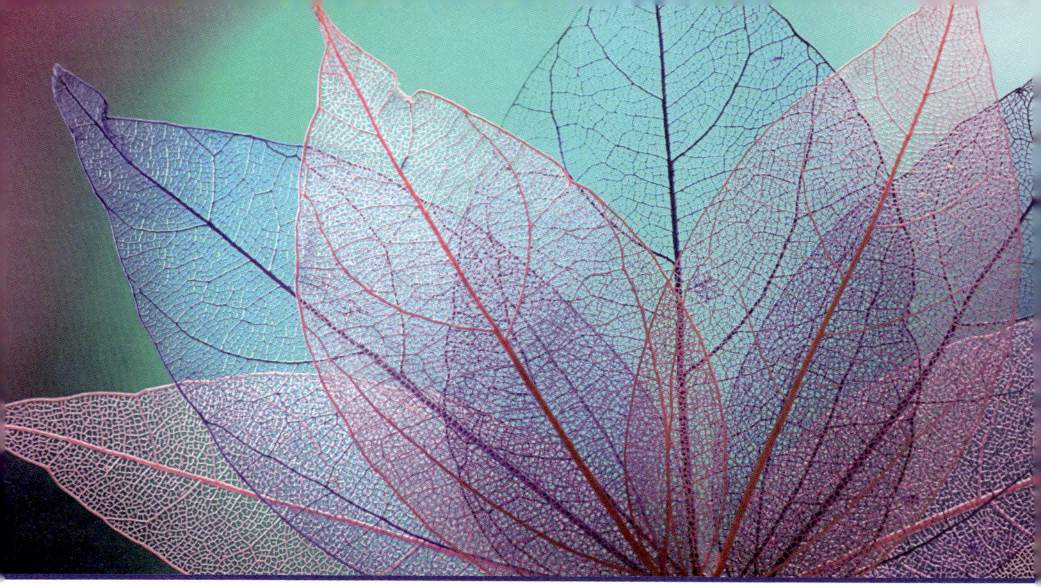

# DEGENERATIVE WIRBELSÄULENERKRANKUNGEN

Es gibt zahlreiche Krankheitsbilder mit der Begleiterscheinung einer Degeneration der Wirbelsäule. Wichtig zu wissen ist, dass eine gerade, aufrechte Haltung entscheidend für die Gesunderhaltung der Augen ist. Degeneriert die Wirbelsäule – aus welchen Gründen auch immer –, führt dies unweigerlich zu Problemen mit dem Sehen. Grauer (siehe S. 191) und grüner Star (siehe S. 188), Maculadegeneration (siehe S. 193) oder Retinitis pigmentosa (siehe S. 217) sind möglich.

## Seelischer Hintergrund

Menschen mit degenerativen Wirbelsäulenerkrankungen sollten ganz bewusst auf einen guten Stand achten. Sie sind der Meinung, dass alle Last auf ihren Schultern ruht. Deshalb fällt es ihnen auch schwer, ihre Situation anzusehen. Die Augen wollen sich schließen.

## Meditation: Sei frei

Schließe deine Augen, und komme ganz ins Hier und Jetzt. Genieße den Moment.

**6 Min. Ruhe**

Dein Leben bis hierher war anstrengend genug, und du musstest mehr ertragen als die anderen. Du bist stark und unnachgiebig geworden, doch diese Stärke ist auch eine Starre. Du bist unbeweglich. Was macht es mit dir, das zu hören? Woran erinnert es dich? Welches Erlebnis war so schlimm, dass du immer noch erstarrt bist?

**19 Min. Ruhe**

Damals hattest du keine andere Option, zu reagieren. Du warst noch unerfahren und jung. Doch nun könntest du solch eine Situation anders meistern. Denn du bist daran gewachsen und hast mittlerweile weit Schwierigeres hinbekommen. Mit deinem heutigen Wissen wäre der damalige Konflikt kein Problem.

**7 Min. Ruhe**

Lasse die alte Wunde nun heilen. Gehe dafür in dein Herz, und bitte es, in jede Zelle deines Seins die heilende Energie der Liebe zu strahlen. Öffne die Augen, wenn du so weit bist.

### Unterstützende Empfehlungen

- Augenübungen: Augenyoga, Kopfklopfmassage, Augenklopfmassage, Switching-Übung,
- Meridianklopfmassage mit der Affirmation: »Ich richte mich auf, bin stark und stabil und dennoch flexibel.«
- Chakrablüten: magnetische Essenz, Amaryllis, Hüter der kosmischen Wahrheit, Jacumbofee-Essenz, Waldfee-Essenz, Zellessenz, Wurzelchakra-Essenz, Licht des Herzens, Essenz der Wiege des Herzens, Hüftchakra-Essenz

- Ätherische Öle: Zypresse, Eukalyptus, Geranie, römische Kamille, Oregano, Rosmarin, Majoran, Thymian, Sandelholz, Muskatellersalbei
- Heilkraut: Beinwell
- CDs: »Lass deine Augen berühren«, »Heilmusik für Augen und Sehkraft«

## MORBUS BECHTEREW

Morbus Bechterew oder Spondylitis ankylosans ist eine rheumatische Wirbelsäulenerkrankung. Sie macht sich hauptsächlich in Rückenschmerzen und einer Versteifung der Lendenwirbelsäule bemerkbar. Durch die Entzündungen wird Gewebe von Knochen, Gelenken und Bändern zerstört, was die Bewegungen allmählich immer weiter einschränkt bis zur völligen Versteifung. Die Symptome werden schubweise innerhalb von einigen Wochen stärker. Nach einem Schub kommt es in der Regel zu einer leichten Erholung, manchmal sogar einem fast beschwerdefreien Zeitraum. Dieser kann unterschiedlich lang andauern, bevor dann der nächste Krankheitsschub eintritt.

Schmerzen im unteren Rücken, morgendliche Steifheit sowie nächtliche Schmerzen sind die Hauptsymptome. Die Schmerzen können in die Oberschenkel ausstrahlen. Hinzu kommen Hüft-, Knie- und Schulterschmerzen, Schmerzen an der Ferse, Tennisellenbogen oder andere Sehnenerkrankungen. Auch Müdigkeit, Gewichtsverlust, Schmerzen beim Husten oder Niesen kommen vor.

Im Verlauf der Krankheit verändert sich die Wirbelsäule. Der untere Bereich flacht in der Regel ab, und die Brustwirbelsäule krümmt sich stärker. Dies hat auch Auswirkungen auf die Halswirbelsäule, die Hüfte und die Kniegelenke. Durch einen stark gebückten Gang kommt es zu Problemen mit den Augen, denn dadurch wird das Gesichtsfeld eingeschränkt. Entzündungen im Körper treten im Bereich der Augen (Iris), des Herzens und der Nieren auf. Das führt unter anderem zu Sehstörungen, Herzrhythmusstörungen sowie Nierenschwäche.

Manche Betroffene entwickeln mit dem Morbus Bechterew auch Symptome im Darm, die wiederum negative Auswirkungen auf die Versorgung der Augen nach sich ziehen. Es wird ein Zusammenhang mit chronisch-entzündlichen Darmerkrankungen (z. B. Morbus Crohn und Colitis ulcerosa) vermutet.
Die Schulmedizin geht davon aus, dass es sich bei Morbus Bechterew um ein Problem des Immunsystems handelt. Da manchmal mehrere Mitglieder einer Familie daran erkranken, wird ebenfalls gemutmaßt, dass es eine genetische Veranlagung für Morbus Bechterew gibt und die Erkrankung vererbt wird (siehe S. 60). Wir sind, wie gesagt, der Überzeugung, dass man Krankheiten nicht vererben kann. Aus dieser Perspektive lässt sich eigenverantwortlich mit einer Erkrankung umgehen. Die Seele sucht sich die Eltern so aus, dass sie den Körper nach den karmischen Bedingungen bestmöglich ausbilden kann. Da häufig die Seelen innerhalb einer Familie gleiche Seelenthemen haben, kann dies so aussehen, als werden Erkrankungen vererbt oder seien die Gene daran schuld. Doch wenn eine Erkrankung auftritt, dient sie immer nur dem Wachstum der Seele. Sie können die Erkrankung also sogar als Chance betrachten und sie annehmen, anstatt einen schuldigen Blutsverwandten zu suchen.

## Schwerbehindertenausweis und Arbeitsunfähigkeit

EXKURS

Dass die Erkrankung ab einem gewissen Grad dazu führt, dass der Betroffene mit einer Behinderung eingestuft wird, kann den Genesungsprozess konterkarieren. Manche Menschen sind beinahe froh, dass sie ihren Beruf nicht mehr ausüben »müssen«, weil er ihnen keine Freude gemacht hat. Doch um noch einmal etwas Neues zu beginnen, fühlen sie sich zu alt. Sie fügen sich daher gern in den Status »behindert« bzw. »arbeitsunfähig« und glauben zunehmend, dass sie genau das sind. Dadurch erstarren sie, und auch der Körper nimmt wahr, dass keine Verbesserung gewünscht ist. Darüber sollten Sie sich im Klaren sein. Unbewusste Ängste und Gedankenmuster können die Krankheit aufrechterhalten. Prüfen Sie Ihr Unterbewusstsein auf mögliche Blockaden in diese Richtung.

## Augenveränderung durch Morbus Bechterew

Die Augen werden bei dieser Erkrankung durch drei Faktoren belastet. Am schwersten beeinträchtigen sie rheumatische Entzündungen. Als Begleiterkrankungen von Morbus Bechterew können daher Iritis und Uveitis am Auge entstehen. Beide schränken das Sehvermögen des Betroffenen stark ein.

Die Iritis (siehe S. 29) ist eine entzündliche Erkrankung der Iris. Knapp die Hälfte aller Morbus-Bechterew-Erkrankten erleidet im Laufe des Lebens mindestens einmal eine solche Regenbogenhautentzündung. Die Iritis äußert sich in Form von Augenschmerzen, Problemen bei starkem Lichteinfall, Schwierigkeiten bei der Regulierung von Helligkeitsunterschieden und geröteten Augen.

Als Uveitis (siehe S. 25) wird eine Reihe von Entzündungen im Inneren des Auges bezeichnet, an denen die Gefäßhaut beteiligt ist. Zur Gefäßhaut des Auges gehören die Iris, der Ziliarkörper und die Aderhaut am Augenhintergrund. Rote Augen, Blendempfindlichkeit, Druckgefühl und vermehrter Tränenfluss deuten auf eine Uveitis hin. In Verbindung mit Morbus Bechterew betrifft sie normalerweise nur ein Auge und dauert in der Regel 3 Monate, was für den Betroffenen eine sehr anstrengende Zeit bedeutet. Die Uveitis neigt zudem dazu, immer wiederzukommen. Wird daraus eine chronische Augenentzündung, kann dies im schlimmsten Fall zur Erblindung führen.
Durch den gebückten Gang kommt es zu einer weiteren Einschränkung des Sehens. Das Gesichtsfeld wird enger, da der Kopf nicht mehr so flexibel bewegt werden kann. Die gekrümmte Wirbelsäule erschwert zudem die Versorgung der Augen mit Nährstoffen. Über Arterien, die durch die Halswirbelsäule nach oben verlaufen, werden Augen und Gehirn versorgt. Eine Verkrümmung kann daher bereits zu einer Mangelversorgung führen. Ist der Magen-Darm-Trakt durch Morbus Bechterew belastet, wird dieses Problem verstärkt und kann zu Stoffwechselerkrankungen der Augen führen (z. B. Maculadegeneration siehe S. 193, grauem Star siehe S. 191 oder grünem Star siehe S. 188).

## Seelischer Hintergrund

Der Ursprung dieser Erkrankung liegt in einem früheren Leben. Der Betroffene ist damals einer negativen Energie gefolgt, weil er diesen Weg als Lernerfahrung gewählt hat. Er folgt ihm so lange, bis er sich umentscheidet und dem Licht folgen möchte. In diesem Moment beginnt der Heilungsprozess. Dafür reicht die bewusste Entscheidung. Die Augen verändern sich, weil der Betroffene erkennen muss, welchen Energien er gefolgt ist und welche Auswirkungen das hatte. Sobald er dies wahrnimmt, erkennt und deutet und dabei die Augen offen hält, kann Heilung geschehen. Meist ist es schwer, die Schrecken des Gesehenen zu verkraften, und einfacher, den Blick in die Vergangenheit zu verschließen. Wer diesen Weg gehen möchte, sollte kompetenten Rat und Unterstützung in Anspruch nehmen.

## Meditation: Alles ist eins

Setze dich ganz still hin. Du bist geschützt und behütet. Alles um dich herum dient dir, sodass du dich sicher fühlen kannst. Schließe im Vertrauen darauf deine Augen, und konzentriere dich auf dein Herz.

**1 Min. Ruhe**

Spüre den Schlag deines Herzens, und folge ihm. Spüre ganz genau hin, wie es pocht – und das nur für dich.

**1 Min. Ruhe**

Nimm deinen gesamten Körper wahr. Wie fühlt es sich an, zu atmen – zu leben – zu sein? Spüre alles, was geschieht. Dein Körper ist nur für dich da, er vertraut dir und beschützt dich so, wie du es brauchst. Sei ihm dafür dankbar, und liebe ihn.

**5 Min. Ruhe**

Bitte deinen Körper, dir deine Wunde zu zeigen, die dafür sorgt, dass deine Augen geschwächt sind. Du kannst es jetzt bewältigen, dir das Erlebnis anzuschauen, das sie hinterlassen hat. Du bist nicht so hilflos wie damals, als du in dieser Situation warst.

**7 Min. Ruhe**

Du bist jetzt davon frei. Der Schmerz darf nun heilen und für immer gehen. Danke deinem Körper von Herzen dafür, dass er dich so gut behütet hat. Lasse Liebe in die Wunde fließen. Ein warmes Gefühl strömt von deinem Herzen durch deinen ganzen Körper und macht alles leicht. Du bist gehalten und geliebt von deinem gesamten Körper. Er war und ist immer für dich da. Öffne wieder deine Augen, wenn dir danach ist.

## Unterstützende Empfehlungen

- Augenübungen: Ziehharmonika, Switching-Übung, Schulter-Nacken-Entspannung, Eule, Reflexzonenmassage (auch mit ätherischen Ölen), chinesische Akupressur, Palmieren, Sonnenübung, Kerzenübung
- Meridianklopfmassage mit der Affirmation: »Ich folge der Liebe und entscheide mich bewusst für das Licht.«
- Chakrablüten: Hüter der kosmischen Wahrheit, magnetische Essenz, Waldfee-Essenz, Licht des Herzens, Zellessenz, Augenwohlsalbe
- Ätherische Öle: Weihrauch, Gewürznelke, Zypressen, Eukalyptus
- Heilkräuter: Schwedenbitter, Zinnkraut, Bärlapp, Kamille, Frauenmantel, Wegwarte, Ingwer, Ysop, Salbei, Andorn, Kirschbaumharz, Gerste
- CDs: »Heilmusik für Augen und Sehkraft«, »Lass deine Augen berühren«
- Bewegung, Gymnastik, Sport, gesunde Ernährung (vegetarisch), Massagen, Physiotherapie

## SCHIEFHALS/TORTICOLLIS

Ein Schiefhals ist schon mit bloßem Auge erkennbar. Der Kopf wird permanent oder meist zur Seite geneigt, manchmal auch verdreht. Zusätzlich können Schwellungen sichtbar sein, und die Betroffenen leiden manchmal unter Schmerzen. Die Bewegungsfähigkeit ist stark eingeschränkt, der Hals kann überhaupt nicht mehr oder nur unter starken Schmerzen für kurze Zeit gerade gestellt werden. Für den Schiefhals gibt es viele ursächliche Krankheiten, die jeweils andere seelische Hintergründe haben. Grundsätzlich wird in angeborene und erworbene Formen des Schiefhalses unterschieden.

Der muskuläre Schiefhals ist angeboren oder entsteht während des Geburtsvorgangs. Er tritt oft zusammen mit anderen Fehlbildungen wie Klumpfüßen und Hüftgelenksfehlstellungen (Hüftdysplasie) auf. Man vermutet, dass es durch eine ungünstige Lage des Kindes im Bauch der Mutter zu den Fehlbildungen kommt. Auch hier darf die Last nicht auf die Mutter übertragen werden. Die Seele sucht sich die Eltern, durch die sie sich am besten ausdrücken kann. Auch diese Bauchstellung oder die Schädigung beim Geburtsprozess wird bewusst gewählt, um die späteren Auswirkungen zu erleben (siehe S. 60).

Selbst die Angewohnheit, den Kopf zu einer bestimmten Seite zu neigen, kann dazu führen, dass jemand den Kopf nicht mehr in eine gerade Haltung bringen kann.

Auch psychische Belastungen führen manchmal dazu, dass Betroffene ihren Kopf neigen und später in dieser Position verharren.

### Augenveränderung durch Schiefhals

Problematisch ist die schiefe Kopfhaltung für das beidäugige Sehen. Die Augen liegen nicht mehr auf einer waagerechten

Linie, was es für das Gehirn schwieriger macht, die Bilder zu einem räumlichen Bild zu verschmelzen. Da dies ab einem gewissen Grad der Kopfneigung gar nicht mehr möglich ist, muss das Gehirn das Bild eines Auges dauerhaft unterdrücken, um Doppelbilder zu vermeiden. Das räumliche Sehen wird dadurch ausgeschaltet. Wenn ein Auge dauerhaft unterdrückt wird, hat dies zur Folge, dass es allmählich verkümmert. Der Körper vernachlässigt, was er nicht benötigt, und versorgt es nicht mehr ausreichend mit Nährstoffen. Der Betroffene bemerkt dies nicht, da er das andere Auge benutzt. Erst wenn es zu einer Verschlechterung des überbelasteten funktionstüchtigen Auges kommt, erkennt er, dass das schwächere Auge gelitten hat.

### Unterstützende Empfehlungen allgemein

- Augenübungen: Sonnenübung, Switching-Übung, liegende Acht, Kerzenübung, Übungen zur Stärkung des räumlichen Sehens
- Chakrablüten: magnetische Essenz, Waldfee-Essenz, Schutzessenz, Essenz des blauen Strahls, Leberchakra-Essenz, Essenz der Wiege des Herzens, Hüter der kosmischen Wahrheit
- Ätherische Öle: Zypresse, Lavendel, Pfefferminze, Thymian, Wintergrün
- Heilkraut: Johanniskraut
- CD: »Heilmusik für Augen und Sehkraft«
- Übungen, die helfen, die Körperachsen zu justieren
- Farbpunktur
- Akupunktur
- Tragen einer Augenklappe auf dem besseren Auge, um das schwächere Auge zu unterstützen

## Angeborener Schiefhals

Beim angeborenen Schiefhals ist der Musculus sternocleidomastoideus (Kopfnickermuskel) verkürzt. Durch die Fehlhaltung des Kopfes kommt es zu einer Verschiebung der Wirbelsäule (Skoliose).

## Seelischer Hintergrund des angeborenen Schiefhalses

Die Ursache für einen Schiefhals liegt im vergangenen Leben, in der der Mensch eine Gefahr für sich übersehen hat. Dies ist tief im Unterbewusstsein abgespeichert, und nun ist er immer auf der Hut und auf der Suche nach der Gefahr, um ihr dieses Mal zu entkommen. Die Betroffenen drehen und wenden sich, können die Gefahr aber nicht entdecken, weil es diese im jetzigen Leben gar nicht gibt. Die Erkenntnis hilft, dass es im Leben immer Gefahren gibt und man es trotzdem genießen kann, ohne sich zu verkrampfen.

### Meditation: Das Glück wartet an jeder Ecke

Die übersehene Gefahr darf jetzt ihre Zeit finden: Sie gehört in deine Vergangenheit. Schließe deine Augen, und höre ganz genau hin. Was nimmst du alles wahr?

**3 Min. Ruhe**

Wie fühlt es sich an, zu atmen? Wie fühlt es sich an, zu sein?

**4 Min. Ruhe**

Du bist es, der dein Leben lebt, keiner sonst. Doch die Vergangenheit wirkt noch nach. Sieh sie dir an. Begib dich zu deinem Ich von damals.

**12 Min. Ruhe**

Du hast jetzt alles wahrgenommen, was damals geschehen ist. Du hast alles erlebt, was du erleben musstest, um diese

Wunde heilen zu können. Jetzt ist ein Neuanfang möglich. Lasse die Wunde heilen. Gehe dazu in dein Herz, und verbinde dich bewusst mit ihm. Sei ganz bei deinem Herzen und in deinem Körper. Spüre, wie Liebe aus deinem Herzen strömt, wie es langsam wärmer wird in deiner Brust, in deinem Bauch, in deinen Beinen, in deinen Armen. Im gesamten Körper. Jede Zelle deines Seins wird nun geheilt. Und die alte Wunde kann verheilen.

### Zusätzliche unterstützende Empfehlungen

- Augenübungen: Eule, Schulter-Nacken-Entspannung, liegende Acht, Überkreuzbewegung, Switching-Übung, Zauberrohr, 3D-Übungen
- Meridianklopfmassage mit der Affirmation: »Ich lebe mein Leben und bin frei.«
- Chakrablüten: Glücksessenz, Herzchakra-Essenz, Leberchakra-Essenz
- Ätherische Öle: Kamille, Thymian
- Heilkräuter: Johanniskraut, Frauenmantel, Schwedenbitter, Fichtenspitzen, Salbei, Kamille, Schafgarbe, Thymian, Brennnessel
- CDs: »Heilmusik für Augen und Sehkraft«, »Lass deine Augen berühren«

## Ossärer Schiefhals

Entsteht der Schiefhals aufgrund einer Fehlbildung der Halswirbelsäule, wird er ossärer Schiefhals genannt. Auch diese Fehlbildung kann unterschiedlichste Ursachen haben, z. B. Knochenbrüche der Halswirbelsäule, Wirbelverschmelzungen oder das Klippel-Feil-Syndrom.

## Seelischer Hintergrund des ossären Schiefhalses

Menschen mit dieser Erkrankung leben nicht ihr volles Potenzial, da sie ständig mit dem Ausgleichen der Schrägstellung beschäftigt sind. Es fällt ihnen schwer, überhaupt etwas zu erkennen, und noch schwerer, völlig klar zu sehen. Jeden Tag bringt die Schrägstellung neue Herausforderungen mit sich, und das Gehirn des Betroffenen muss viel arbeiten, und dies auszugleichen.

### Meditation: Sieh doch nur

Schließe deine Augen vor einem Spiegel, und stelle dich deinem Gefühl nach gerade hin. Völlig aufrecht. Nun öffne deine Augen. Wie stehst du wirklich da? Richte dich nun völlig gerade aus, sodass deine Schultern auf einer Höhe sind, deine Augen eine möglichst gerade Linie bilden und dein Kopf auch aufgerichtet ist. Atme dann einmal richtig tief ein und aus.

Nun setze dich hin, und schließe erneut deine Augen. Gehe in Gedanken in den Moment, in dem du die Augen geöffnet hattest. Woran hat dich das erinnert, was du da gesehen hast? Lasse dir die Situation zeigen.

**1 Min. Ruhe**

Diese Szene war eine Erinnerung aus deiner Vergangenheit. Gehe in diese Situation hinein. Wie alt bist du? Wo bist du? Wer ist bei dir? Was geschieht gerade?

**6 Min. Ruhe**

Dieses Erlebnis ist vorüber. Damals warst du noch klein und unerfahren und konntest nicht anders reagieren. Nun bist du groß und hast weit Schwierigeres gemeistert, ohne dass es dich überfordert hat. Daher lasse diese alte Wunde nun endgültig heilen. Indem du sie angeschaut hast, hast du sie gereinigt. Nun verschließe sie für immer. Gehe dazu in dein Herz, und lasse es in Liebe erstrahlen. Eine wohltuende Wärme strahlt aus deinem Herzen in jede einzelne Zelle deines Seins. Genieße es.

**16 Min. Ruhe**

Nun ist die Wunde für immer geschlossen. Freue dich, und öffne deine Augen.

## Zusätzliche unterstützende Empfehlungen

- Augenübungen: Übungen für das räumliche Sehen
- Chakrablüten: magnetische Essenz, Waldfee-Essenz, Schutzessenz, Essenz des blauen Strahls, Leberchakra-Essenz, Essenz der Wiege des Herzens, Hüter der kosmischen Wahrheit
- Ätherische Öle: Zypresse, Lavendel, Pfefferminze, Thymian
- Heilkraut: Johanniskraut
- CDs: »Heilmusik für Augen und Sehkraft«, »Lass deine Augen berühren«

## Seelischer Hintergrund des Klippel-Feil-Syndroms

Menschen, die am Klippel-Feil-Syndrom leiden, haben in ihrer Vergangenheit wenigstens einen Fehler begangen, den sie sich selbst bis heute nicht verzeihen können. Um diesen Fehler und dessen Folgen für immer der Vergangenheit angehören zu lassen, müssen sie als Erstes die volle Schuld akzeptieren – auch wenn es schmerzt. Die Schuld bei anderen zu suchen, führt nur dazu, dass sie den Blick von sich selbst abwenden.

### Meditation: Ein Blick genügt

Schließe deine Augen, und komme zur Ruhe. Genieße es, im Hier und Jetzt zu sein. Sei ganz bei dir, ohne auf andere zu achten. Nur du liegst jetzt in deinem Fokus. Denke alle Gedanken, die dich daran hindern, zu Ende.

**9 Min. Ruhe**

Du bist nun ganz bei dir. Es gibt nichts mehr, was dich davon ablenkt. Wie fühlt sich das an? Was spürst du? Welche Gefühle und Ängste zeigen sich dir?

**6 Min. Ruhe**

Warum hast du genau jetzt diese Gedanken? An welches Erlebnis erinnern sie dich? Warum war das so einprägsam für dich, dass du dich heute, nach all dieser Zeit, noch daran erinnerst? Wer war damals bei dir?

**16 Min. Ruhe**

Keiner gibt dir die Schuld daran. Keiner! Du warst noch zu klein und zu unerfahren, um anders reagieren zu können. Doch du selbst gibst dir die Schuld. Das musst du nicht, im Gegenteil: Lasse deine Schuld nun ein für alle Mal los, sodass du von nun an unbeschwert und unabhängig von ihr dein Leben genießen kannst. Gehe dazu in dein Herz, und lasse liebende Energie aus ihm in jede einzelne Zelle deines Seins strahlen. Genieße dieses wärmende, wohltuende Gefühl, und gehe völlig darin auf.

**12 Min. Ruhe**

Sei dankbar für jeden Menschen, der in deinem Leben ist. Vor allem für den wichtigsten – dich selbst. Genieße es, zu sein. Öffne deine Augen, wenn du so weit bist.

## Zusätzliche unterstützende Empfehlungen

- Chakrablüten: Herzchakra-Essenz, Balsamessenz, Leberchakra-Essenz, Sirius-Essenz

## Spastischer Schiefhals

Eine weitere Ursache für den Schiefhals ist eine Spastik im Hals oder Nackenbereich infolge von Gehirntraumata.

## Seelischer Hintergrund des spastischen Schiefhalses

Der Ursprung des spastischen Schiefhalses liegt in einem Gefühl der Hilflosigkeit. Dieses Gefühl kommt aus einer früheren Inkarnation, in der der Betroffene sich hilflos vor einem Angreifer zusammenkauerte. Dadurch hat er damals überlebt. Doch die Situation kostete einem geliebten Menschen das Leben, obwohl er dies hätte verhindern können. Diese Hilflosigkeit gepaart mit den unterbewussten Schuldvorwürfen ist tief im Unterbewusstsein abgespeichert. Dies hat der Betroffene bewusst so gewählt, um sich immer daran zu erinnern.

### Meditation: Trage die Schuld, wenn du wirklich willst

Schließe deine Augen, und gehe in dich. Fühle dein Herz, wie es schlägt und dich wärmt. Empfinde die Harmonie und den Einklang mit ihm.

**3 Min. Ruhe**

Dein Herz kann sich an alles erinnern, einfach alles aus diesem Leben und allen vergangenen Leben. Es ist die Brücke vom Einst ins Jetzt. Es gibt jedem, der fragt, Antworten auf alles, wenn diese wahrhaftig gewünscht sind. Daher frage dein Herz, welches Erlebnis Schuldgefühle bei dir hinterlassen hat, und es wird dir gern antworten.

**19 Min. Ruhe**

Du kannst dein Herz immer wieder nach etwas fragen. Es schlägt für dich und dient dir gern. Sei ihm dankbar dafür. Lasse Liebe aus ihm in jede einzelne Zelle deines Seins strahlen, in die Finger, die Zehen und die Haarspitzen bis in die allerletzte Zelle, und du wirst allmählich genesen. Genieße den Moment, solange du möchtest. Öffne danach deine Augen.

## Zusätzliche unterstützende Empfehlungen

- Chakrablüten: Leberchakra-Essenz, Herzchakra-Essenz
- Ätherisches Öl: Rose
- CD: »Lass deine Augen berühren«

## Seelischer Hintergrund des neurologischen Schiefhalses

Der neurologische Schiefhals bildet sich bei Menschen, die in der Kindheit keine korrekte und aufrichtige Haltung zeigten. Als Erwachsene haben sie das Gefühl, mit ihnen stimmt etwas nicht, weil sie von ihren Eltern immer wieder für ihre Haltung getadelt und mit Geschwistern oder anderen Kindern verglichen wurden. Dies hat den Selbstwert geschwächt und sorgt nun dafür, dass sich die schiefe Haltung körperlich manifestiert.

### Meditation: Du bist einzigartig

Schließe deine Augen. Der Wunsch, einzigartig zu sein, liegt dir fern, normal zu sein, ist dein Ziel. Warum glaubst du, dass nicht beides geht? Stelle diese Frage einmal deinem Herzen, und höre zu, was es zu sagen hat.

**6 Min. Ruhe**

Das, was dein Herz gezeigt hat, ist der Ursprung dessen, dass du genau so bist, wie du bist, und nicht wie alle anderen. Das Erlebnis hat dich so sehr geprägt, dass du diese Wunde bis heute bewahrst. Doch damit ist nun genug! Gehe in dein Herz, und bitte es, diese Wunde für alle Zeit zu schließen, sodass sie nie wieder aufreißen kann. Sende Liebe aus deinem Herzen in jede einzelne Zelle deines Seins.

**3 Min. Ruhe**

Dein Herz kennt viele solcher Momente, doch für heute ist diese eine genug. Daher öffne die Augen, und genieße den Tag. Morgen ist das nächste Thema dran, wenn dir danach ist.

## Zusätzliche unterstützende Empfehlungen

- Augenübungen: Eule, Schulter-Nacken-Entspannung, 12-Sekunden-Übung
- Chakrablüten: magnetische Essenz, Waldfee-Essenz, Herzchakra-Essenz
- CD: »Lass deine Augen berühren«

### Akuter Schiefhals durch Unfall oder Schleudertrauma

Ein akuter Schiefhals entsteht durch degenerative Prozesse in der Halswirbelsäule. Der Betroffene neigt den Kopf, um weniger Schmerzen zu erleiden.

### Seelischer Hintergrund des akuten Schiefhalses

Jeder Mensch erleidet in seinem Leben immer wieder einmal einen Schlag. Es sind meist kleine, unbedeutende Schläge, die ihm nicht wirklich etwas ausmachen. Doch dann gibt es Schläge, die wirklich tief sitzen und einen völlig aus der Bahn werfen, sodass die Orientierung erst wiedergefunden werden muss. Egal, wie stark der Schlag ist, meist findet der Körper mit der Zeit von selbst wieder seine Mitte. Doch in einigen seltenen Fällen schafft er dies nicht, und die Wahrnehmung wird ab da eine völlig andere. Sie erschafft ein verschobenes Bild von der Wirklichkeit als neue Realität.

Menschen, die ein Schleudertrauma erlitten haben, wurden dadurch völlig aus der Bahn geworfen und waren überfordert. Die Orientierung ging verloren. Der Körper muss sich in der neuen Realität zurechtfinden und lernen, sie zu akzeptieren. Für den Körper ging es um Leben und Tod. Er hat das Leben gewählt, daher ist der Mensch noch da, wenn auch etwas verwirrt.

### Meditation: Es ist gut, aber es war noch besser

Schließe deine Augen, und lasse alle Gedanken los. Lasse sie forttreiben wie kleine Boote auf einem Fluss. Sollte eines nicht weiterfahren, dann stoße es an, indem du den Gedanken zu Ende denkst. Ist dein Kopf »leer gedacht«, dann genieße die Leere.

**9 Min. Ruhe**

Genieße den Augenblick, ohne zu denken. Sei eins mit dem Moment. Genau dann bist du empfänglich für die Informationen deines Herzens. Für das Wissen, das dir noch fehlt, um das Bild deines Unfalls zu vervollständigen. Traue dich, und bitte dein Herz, es dir zu zeigen.

**6 Min. Ruhe**

Das ist damals wirklich geschehen, dein Herz hat es so abgespeichert. Vertraue auf diese Wahrheit, und deine Wahrnehmung und dein Körper werden sich Stück für Stück zur einstigen Normalität hinbewegen. Sei deinem Körper dafür dankbar, dass er dich dabei unterstützt, zu heilen, wo er nur kann.
Öffne die Augen wieder.

## Zusätzliche unterstützende Empfehlungen bei Unfall

- Chakrablüten: Princess-Flower-Essenz, Balsamessenz, Herzchakra-Essenz, Hüter der kosmischen Wahrheit, magnetische Essenz, Ball of Light, Little Helper
- CD: »Lass deine Augen berühren«

## Zusätzliche unterstützende Empfehlungen bei Schleudertrauma

- Chakrablüten: magnetische Essenz, Ball of Light, Little Helper, Herzchakra-Essenz, Licht des Herzens, Medulla-Essenz, Princess-Flower-Essenz, Rad des Lebens
- Ätherische Öle: Pfefferminze, Wintergrün
- Heilkraut: Beinwell
- CD: »Heilmusik für Augen und Sehkraft«
- Hörtraining

### Narbenbedingter Schiefhals

Aber auch Infektionen wie Mandel-, Hals- und Kehlkopfentzündungen oder Narben am Hals können durch Anschwellungen zu einer schiefen Kopfhaltung führen.

### Seelischer Hintergrund des narbenbedingten Schiefhalses

Der Eingriff war notwendig, doch leider brachte er mit sich, dass alles viel knapper und straffer wurde. Es gibt weniger Freiheit als zuvor, weshalb es eine Entlastung ist, wenn der Kopf auf der Schulter abgelegt werden kann. Es zieht ihn immer zu der Seite, wo die Verletzung war, da hier etwas fehlt. Etwas, was eigentlich noch da sein müsste. Der Körper kennt an dieser Stelle nur Schmerz, und um diesen zu verringern, gibt er dem Zug der Wunde nach. Dies sorgt jedoch für eine Gewöhnung an eine völlig neue Wahrnehmung, die verschoben ist. Je häufiger der Betroffene diese Sicht einnimmt, desto mehr speichert er sie unbewusst als neue Realität ab. Der Körper hat schnell gelernt: »Neige ich den Kopf, gibt es eine Entlastung und ein Wohlgefühl.« Wird dies oft genug bestätigt, bleibt die Sicht einfach so, da sie sich bewährt hat.

### Meditation: Vorher war es besser

Schließe deine Augen, und nimm das Gefühl wahr, das du hast, wenn du deine Augen schließt. Wie fühlt es sich an? Wie nimmst du es wahr?

**6 Min. Ruhe**

Folge deinem Gefühl, und richte alles so ein, dass es sich angenehm anfühlt. Öffne danach deine Augen.

**3 Min. Ruhe**

Wie sehr weicht die Wahrnehmung von der Realität ab? Was ist anders?

**2 Min. Ruhe**

Dieser Unterschied entstand durch einen Eingriff, der vorüber ist. Daher lasse auch die Folgen davon vorüber sein. Gehe ganz bewusst in dein Herz, und bitte es, deiner Wunde bzw. Narbe zu sagen: »Es reicht. Ich will nun wieder alles wahrnehmen wie zuvor. Der Schmerz ist vorüber und kommt nie mehr wieder. Daher heile nun ein für alle Mal, und richte die Sicht wieder normal aus.« Je öfter und konsequenter du Tag für Tag liebevoll darum bittest, desto genauer wird dein Körper dem Wunsch folgen.

## Zusätzliche unterstützende Empfehlungen

- Chakrablüten: Rad des Lebens, Zellessenz, Herzchakra-Essenz
- Heilkräuter: Bärlapp, Schwedenbitter
- CD: »Lass deine Augen berühren«

## Okulärer und otogener Schiefhals

Der okuläre Schiefhals wird, wie der Name schon verrät, durch unterschiedliche Fehlsichtigkeiten bzw. durch eine Höhenabweichung der Augen (Höhenschielen) der Betroffenen verursacht. Durch muskuläre Anspannungen der oberen und unteren geraden Augenmuskulatur um den Augapfel herum kann es zu einer Höhenabweichung der Blickrichtung kommen, durch die kein räumliches Sehen stattfinden kann. Die Augenachse liegt schief. Der Kopf wird dann zur Seite geneigt, um sie auszugleichen und räumliches Sehen zu ermöglichen. Dasselbe geschieht, wenn ein Auge tiefer als das andere Auge liegt. Beim otogenen Schiefhals ist die Ursache ähnlich, nur wird der Kopf hier schief gehalten, um eine Schwerhörigkeit auf einem Ohr auszugleichen.

## Seelischer Hintergrund des okulären Schiefhalses

Die Ursache für die schiefe Kopfhaltung liegt in dem Wunsch, einmal die Umgebung aus einem anderen Blickwinkel zu betrachten. Geschieht dies oft, wird es zur Gewohnheit. Dies lässt sich aber auch wieder umtrainieren, wenn man dem Körper den Impuls dazu gibt.

### Meditation: Ändere deinen Blickwinkel, wenn du möchtest

Schließe die Augen, und gehe ganz bewusst in dein Herz. Spüre, wie es schlägt. Wie es pulsiert und dabei eine wohlige Wärme ausstrahlt. Genieße dieses Gefühl des Getragenseins.

**3 Min. Ruhe**

Bitte nun dein Herz, dir zu zeigen, wieso sich deine Sicht verändert hat. Warum du jetzt einen anderen Blickwinkel als früher hast. Es wird dir den Ursprung zeigen. Achte ganz genau darauf, was dir in der Situation gezeigt wird. Wer ist dabei? Wo bist du? Wie alt bist du?

**9 Min. Ruhe**

Diese Situation liegt in der Vergangenheit, doch bestimmt heute dein Leben und beeinflusst deine Wahrnehmung. Sei deinem Körper dafür von Herzen dankbar, dass er dies für dich in Kauf genommen hat. Sei ihm dankbar, dass er dich so gut beschützt hat.

**19 Min. Ruhe**

Bitte deinen Körper nun aber in Demut darum, dies jetzt wieder zu verändern, damit sich alles normalisiert. Deine Sicht und dein Körper mögen diese Einschränkung ab sofort der Vergangenheit angehören lassen. Ohne Einschränkung klaren Blickes zu leben, ist von nun an dein Wunsch. Sprich diesen Wunsch jeden Tag in Liebe aus, und dein Körper wird dir von Herzen gern folgen. Öffne deine Augen, wenn du möchtest.

## Unterstützende Empfehlungen

- Augenübungen: alle
- Meridianklopfmassage mit der Affirmation: »Ich ändere meinen Blickwinkel und entspanne mich.«
- Chakrablüten: Licht des Herzens, Gelbe Teichrose
- Ätherische Öle: Weihrauch, Zypresse
- Heilkräuter: je nach zugrunde liegender Fehlsichtigkeit
- CDs: »Heilmusik für Augen und Sehkraft«, »Lass deine Augen berühren«

### Rheumatischer Schiefhals

Auch Rheuma kann bewirken, dass der Betroffene den Kopf in eine Schonhaltung begibt.

### Seelischer Hintergrund des rheumatischen Schiefhalses

Die Ursache für den Schiefhals liegt hier in einer Schonhaltung. Da der Bewegungsspielraum für den Betroffenen knapp bemessen ist, schmerzt jede Bewegung. Dies ist sehr erschöpfend, und er ist daher bereit, sich zu verbiegen, damit es weniger schmerzt. Doch das Einnehmen der Schonhaltung führt auch dazu, dass der Bewegungsspielraum noch kleiner wird. Wer rastet, der rostet. Wichtig ist, den Körper zu bewegen, auch wenn es schmerzt.

### Meditation: Taue auf, und schüttle den Frost ab

Schließe deine Augen, und gehe ganz bewusst in dein Herz. Spüre die wohltuende Energie, die es ausstrahlt. All das Positive, was es in sich trägt. Genieße das Sein.

**3 Min. Ruhe**

Dein Herz geht mit dir jeden Weg. Doch wie du soeben gespürt hast, sprechen aus ihm die Weite und die Freiheit. Bitte dein Herz, dir zu zeigen, was dafür sorgt, dass alles so eng ist, dass es schmerzt. Es führt dich in deinen Kopf. Du bist im ersten Moment erschrocken und hast Angst. Doch du kannst deinem Herzen vertrauen. Deine Angst weicht langsam, und dein Herz zeigt dir, warum es dich in deinen Kopf geführt hat. Es zeigt dir eine Situation aus deinem Leben, die dich sehr stark eingeengt hat. Schaue sie dir ganz genau an. Wo bist du gerade? Wer ist bei dir? Wie alt bist du? Was geschieht?

**13 Min. Ruhe**

Diese Situation braucht dich nun nicht länger einzuengen, denn du bist ein völlig anderer, als du damals warst. Du bist jetzt größer und hast dir die Freiheit verdient. Genieße es, Liebe aus deinem Herzen in jede Zelle deines Seins strahlen zu lassen und ganz gezielt in die Wunde, die das eben Gesehene hinterlassen hat. Alles wird Stück für Stück wieder weiter.
Je mehr solcher Situationen heilen, desto weiter wird dein Leben, und umso leichter geht alles. Doch für heute reicht es, morgen kannst du ein weiteres Thema anschauen.
Öffne jetzt deine Augen.

## Unterstützende Empfehlungen

- Augenübung: Palmieren
- Chakrablüten: Hüter der kosmischen Wahrheit, magnetische Essenz, Waldfee-Essenz, Essenz der Wiege des Herzens, Wurzelchakra-Essenz, Moorfee-Essenz, Sunrise-Essenz
- Ätherische Öle: Wintergrün, Majoran, Zypresse, Geranie
- Heilkräuter: Bärlapp, Bärlauch, Beinwell, Ehrenpreis, Schafgarbe, Thymian, Zinnkraut, Pfefferminz
- CDs: »Heilmusik für Augen und Sehkraft«, »Lass deine Augen berühren«

# SKOLIOSE

Eine Skoliose bezeichnet eine gekrümmte, verbogene Wirbelsäule. Die Verbiegungen können an allen Stellen der Wirbelsäule auftreten und nicht nur eine seitliche Verschiebung, sondern auch eine Verdrehung umfassen. Es gibt verschiedene Ursachen, die zu einer Skoliose führen. Die schweren Schulranzen, die unsere Kinder tagtäglich tragen müssen, können schon dazu beitragen, dass die Wirbelsäule sich verbiegt, wenn sie – was man oft sieht – nur auf einer Schulter getragen werden. Durch andere Grunderkrankungen wie Osteoporose oder Arthrose kann ebenfalls eine Skoliose entstehen. Aber auch seelische Last führt häufig zu Verbiegungen der Wirbelsäule.
Die Symptome einer Skoliose sind unterschiedlich – je nach Schweregrad. So kommt es zu unterschiedlich hoch stehenden Schultern, wodurch die Schulterachse nicht mehr waagerecht ist, zu Rippenbuckel oder einem herausstehenden, verdrehten Becken. Wenn eine Körperachse in Disharmonie ist, fallen auch die anderen Körperachsen aus ihrer Balance (Fuß-, Knie-, Hüft-, Schulter-, Augen- und Ohrenachse). Dies hat immer negative Folgen für die Seh- und Hörfähigkeit (siehe S. 159).

## Augenveränderung durch Skoliose

Es kommt bei einer Skoliose zu einer Veränderung der Augenachse, wodurch das räumliche Sehen beeinträchtigt wird. Außerdem verläuft die Nährstoffversorgung der Augen durch die Halswirbelsäule und kann durch die Verdrehung blockiert sein. Zudem können Schlackenstoffe nicht ungehindert aus dem Auge abtransportiert werden. Wird das Auge dauerhaft nicht richtig versorgt, kann dies zu schweren Augenerkrankungen führen, z. B. Maculadegeneration, Netzhautdystrophien und grauem Star. Hinzu kommt noch die Erhöhung des Augeninnendruckes mit einem grünen Star als Folge.

### Seelischer Hintergrund

Für Menschen mit Skoliose ist es schwierig, ihre Mitte zu finden. Sich nicht zu steif zu machen, aber auch nicht die Haltung zu verlieren, darf täglich neu geübt werden. Die innere Mitte muss von jedem selbst erspürt werden, das geht nicht von außen. Dieser Prozess ist nicht einfach. Will der Betroffene das Problem nicht ansehen, verändern sich die Augen.

### Meditation: Finde Halt in dir

Schließe deine Augen, nachdem du dich ganz entspannt hingelegt hast. Genieße es einfach, im Moment zu sein.

**7 Min. Ruhe**

Deine Gedanken dürfen sein, sie gehören zum jetzigen Moment dazu. Denke jeden Gedanken zu Ende.

**9 Min. Ruhe**

Das, was du spürst, wenn du ganz entspannt bist und keine Gedanken mehr hast, ist deine Mitte. Das Zentrum deines Seins. Genieße es in vollen Zügen, und bewahre dir dieses Gefühl ganz tief in deinem Herzen. An einem Ort, an den du jederzeit problemlos herankommst. Lasse dieses Gefühl jetzt in jede Zelle deines Seins strömen.
Öffne wieder deine Augen.

## Unterstützende Empfehlungen

- Meridianklopfmassage mit der Affirmation: »Ich finde Halt in mir.«
- Chakrablüten: magnetische Essenz, Waldfee-Essenz
- Ätherische Öle: Wintergrün, Pfefferminz

## Tieferer seelischer Hintergrund

Eine tiefere Ursache für die Skoliose kann auch sein, dass es in der Blutlinie einen Verrat gab, der den Betroffenen in einer früheren Inkarnation das Leben gekostet hat. Dies möchte er auf keinen Fall noch einmal erleben, und deshalb kämpft er gegen sich selbst. Dies ist jedoch ein Kampf, den er nie gewinnen kann. Die Seele kann sich nicht ohne den Körper verwirklichen, sie sind eine Einheit. Dieser Zwiespalt ist es, der die Sicht verschlechtert.

## Meditation: Liebe deinen Körper

Der Atem versorgt dich. Vertraue deinem Körper, dass er alles macht, um dich gut zu versorgen. Spüre mit jedem Atemzug, wie dein Körper genährt wird. Spüre, wie dein Blut deine Zellen erfrischt, und das in jeder Sekunde deines Daseins.

**3 Min. Ruhe**

Schließe nun deine Augen, und genieße dein Sein. Du bist am Leben, weil dein Körper dir dient. Genieße es, du zu sein. Es ist dein Leben. Sei bereit, zu leben und die alten Lasten abfallen zu lassen. Gehe dazu in Gedanken eine Treppe Stufe für Stufe hinunter, bis du zu einer Tür gelangst. Nimm allen Mut zusammen, und öffne sie. Schaue, was dahinter verborgen lag.

**7 Min. Ruhe**

Das, was dir dein Körper gezeigt hat, ist, wie es war. Es wird jedoch nie wieder so sein, denn dieses Leben ist vorüber. Der

Verrat geschah in der Vergangenheit und sollte keinen Einfluss auf dein jetziges Leben haben. Bitte deinen Körper, diese Wunde heilen zu lassen.

**2 Min. Ruhe**

Begib dich in dein Herz, und nimm deinen Herzschlag wahr. Genieße es, wie jeder Schlag das Blut durch deinen Körper trägt und mit ihm die Heilung in jede einzelne Zelle bringt. Öffne die Augen, wenn dir danach ist.

### Unterstützende Empfehlungen

- Meridianklopfmassage mit der Affirmation: »Ich liebe meinen Körper.«
- energetische Wirbelsäulenaufrichtung
- Hörtraining
- Übungen, die die Körperachsen justieren
- CDs: »Heilmusik für Augen und Sehkraft«, »Lass deine Augen berühren«

## GLASKNOCHENKRANKHEIT/OSTEOGENESIS IMPERFEKTA

Glasknochen sind eine mit ins Leben gebrachte Stoffwechselstörung der Knochen sowie des Binde- und Stützgewebes (siehe S. 60). Die Hauptmerkmale sind hohe Knochenbrüchigkeit, reduzierte Knochenmasse und ausgeprägte Skelettdeformierungen. Vor allem die Röhrenknochen und die Wirbelsäule sind stark verändert. In der Regel ist die Erkrankung mit einem Kleinwuchs verbunden. Weitere Symptome sind überstreckbare Gelenke und eine starke Muskelspannung sowie weiche, durchscheinende Haut.

### Augenveränderung durch Glasknochenkrankheit

Aufgrund des Kollagenmangels erscheinen die Skleren der Augen bläulich. Häufig entwickeln die Betroffenen eine Kurzsichtigkeit. Durch die angeborene Bindegewebsschwäche können die Augenmuskeln stärker auf die Augenform einwirken und die Augen verformen. Wenn das Auge in die Länge gezogen wird, entsteht eine Kurzsichtigkeit (siehe S. 176).

### Seelischer Hintergrund

Eine Osteogenesis imperfekta entwickelt der Embryo im Mutterleib als Schutzreaktion, um Erlebnisse aus dem vergangenen Leben nicht erneut erblicken zu müssen. Die Augen werden gar nicht ganz ausgereift, denn so kann dieses Ziel am besten erreicht werden. Doch was nicht voll entfaltet ist, kann sich nach der Geburt noch entwickeln, wenn die Blockade willentlich gelöst wird.

### Meditation: Es war einmal …

Entspanne dich vollkommen, und schließe deine Augen. Konzentriere dein ganzes Sein auf den jetzigen Moment. Spüre, wie du ein- und ausatmest. Ein und aus.

**4 Min. Ruhe**

Die Vergangenheit liegt im Verborgenen, doch du kannst deinen Körper bitten, sie hervorzuholen, um sie ein letztes Mal anzuschauen. Lasse ihn dir jetzt die Bilder von damals zeigen, genau so, wie es war, ohne etwas zu verheimlichen. Es ist so gewesen und wird nie wieder so.

**12 Min. Ruhe**

Die alte Verletzung darf nun für immer heilen. Gehe in dein Herz. Es zeigt dir deine heilende Kraft. Diese strömt von ihm aus allmählich in den gesamten Körper, bis in alle Zellen. In dir verbreitet sich ein wohliges, warmes Gefühl. Genieße es, und öffne deine Augen wieder, wenn dir danach ist.

## Unterstützende Empfehlungen

- Chakrablüten: Zellsalbe, Gelbe Teichrose, Multiple-Power-Essenz, Jacumbofee-Essenz, Balsamessenz, Mango, Princess-Flower-Essenz
- Ätherisches Öl: Weihrauch
- Heilkraut: Beinwell
- CDs: »Heilmusik für Augen und Sehkraft«, »Lass deine Augen berühren«
- Nährstoffmangel beheben

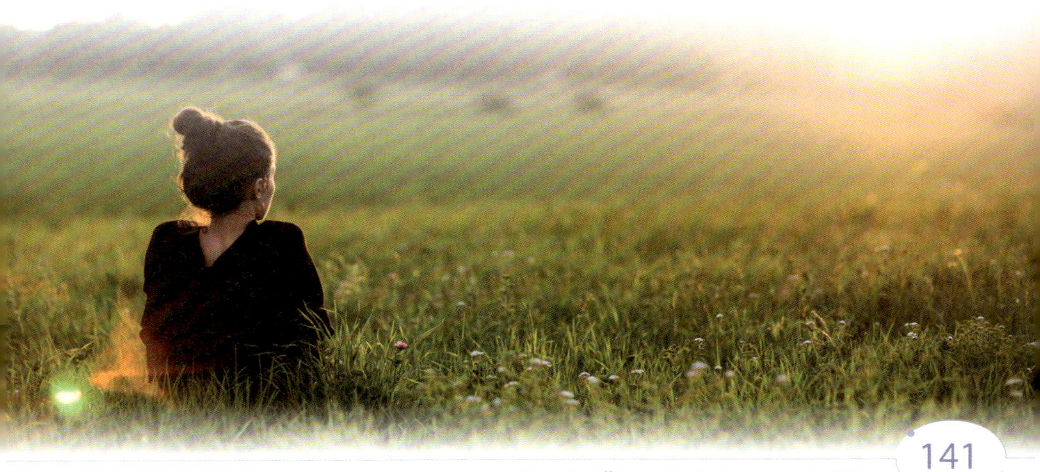

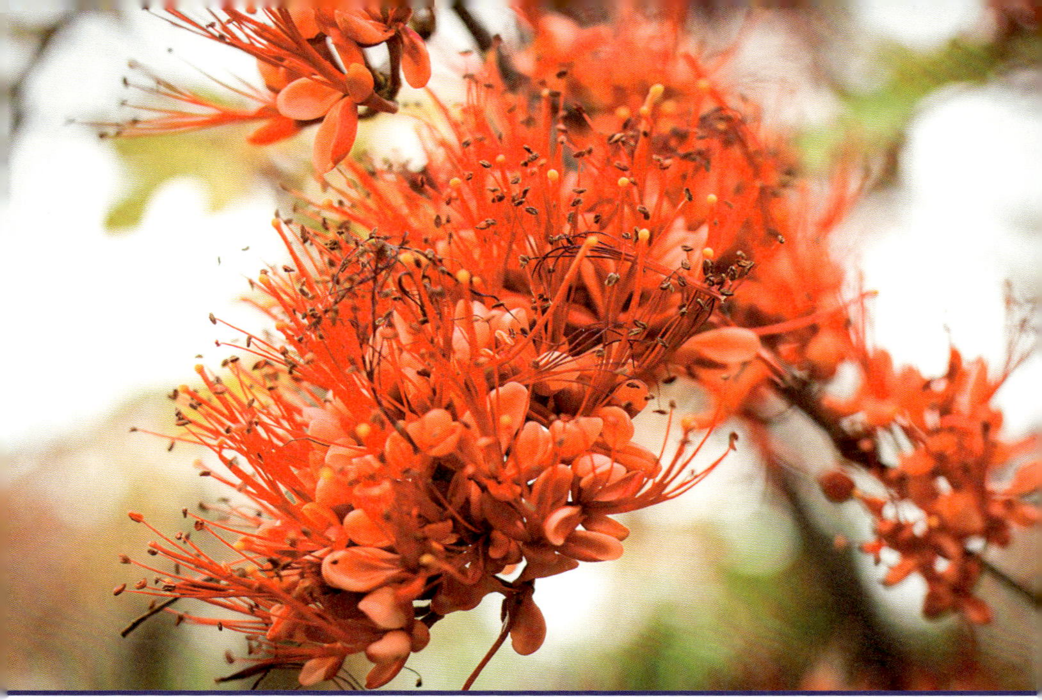

# MALIGNE ERKRANKUNGEN/ TUMORERKRANKUNGEN

## PTERYGIUM

Hier handelt es sich um eine Augenveränderung, bei der sich eine Bindehautwucherung bildet, die in Richtung der Hornhaut wächst und im schlimmsten Fall bis vor die Pupillenmitte ragt. Das Bindegewebe ist stark von Arterien durchzogen. Durch Verwachsungen mit der darunter liegenden Hornhaut kommt es zu einer unregelmäßigen, fortschreitenden Hornhautverkrümmung, die die Sicht drastisch behindert. Auch eine Erblindung ist möglich, falls die Wucherung über die Pupille hinaus wächst.

### Seelischer Hintergrund

Menschen mit Pterygium können die Individualität der Menschen nicht erkennen. Sie scheren alle über einen Kamm und glauben daher, eine Uniformität zu erkennen, etwas Kollektives. Sie beschreiben alle Frauen, alle Männer, alle Hausfrauen, alle Geschäftsmänner, alle Teenager, alle Babys etc. pauschal mit bestimmten Eigenschaften. Doch das funktioniert nicht, weil wir Individuen sind. Es fällt den Betroffenen schwer, zu differenzieren, daher trennen sie das Eigene vom Kollektiv. Es passt nicht zusammen. Sie würden es gern integrieren, aber das ist ihnen nicht möglich. Dieser Konflikt blockiert die Sicht zunehmend.

### Meditation: Unterscheide, wenn du magst

Lasse einmal los, was dich belastet. Erlaube dem Thema, das dir auf dem Herzen liegt, von dir abzufallen, und fühle die Leichtigkeit, die dies mit sich bringt. Genieße die Einfachheit des Seins, die Unbeschwertheit.

**6 Min. Ruhe**

Es ist so einfach, in die Ruhe und Entspannung zu gehen. Du hast gerade erlebt, dass es ohne Anstrengung möglich ist. Was hält dich sonst davon ab, so zu sein?

**3 Min. Ruhe**

Der Gedanke, der dir gerade immer wieder in den Sinn kam, betrifft das, was deine Wahrnehmung beeinträchtigt. Bitte dein Herz, dir alles zu zeigen, was damit im Zusammenhang steht.

**2 Min. Ruhe**

Das, was sich dir jetzt zeigt, ist der Ursprung deiner Verletzung. Schaue dir die Situation ganz genau an. Wie alt bist du gerade? Wer ist bei dir? Wo bist du?

**17 Min. Ruhe**

Diese Situation hat dich, neben vielen anderen, zu dem gemacht, der du heute bist. Sie hat dich so geprägt, dass du nur genau so werden konntest, wie du bist. Sei dankbar dafür. Doch nun darf es anders werden. Bitte dein Herz, diese tiefe Wunde für immer heilen zu lassen. Es strahlt liebende, wärmende Energie in jede einzelne Zelle deines Seins, bis in die Zehen, Finger und Haarspitzen. Alles ist von Liebe umfangen. Genieße dein Sein, und öffne die Augen, wenn du möchtest.

### Unterstützende Empfehlungen

- Augenübungen: Palmieren, Sonnenübung
- Chakrablüten: Gelbe Teichrose, Zellessenz, Befreiungsessenz, Licht des Herzens, Augenwohlsalbe
- Ätherisches Öl: Weihrauch
- Heilkräuter: Augentrost, Ingwer, Ginster, Zinnkraut
- CDs: »Heilmusik für Augen und Sehkraft«, »Lass deine Augen berühren«

## VON-RECKLINGHAUSEN-KRANKHEIT/ NEUROFIBROMATOSE

Bei der Neurofibromatose kommt es zu einer Reihe von Tumoren, die hauptsächlich die Haut und das zentrale Nervensystem befallen. Sichtbare Zeichen dieser vererbbaren Multiorganerkrankung (siehe S. 60) sind die sogenannten Café-au-lait-Flecken auf der Haut sowie Neurofibrome. Die Flecken sind bräunliche Pigmentierungen der Haut, die wie Milchkaffee aussehen. Neurofibrome erscheinen als Tumore im Bereich des zentralen Nervensystems und der Haut. Dadurch kann der

Betroffene eine geistige Minderbegabung erleiden. Auch epileptische Anfälle sind häufig. Weitere Symptome sind eine Fehlbildung des Keilbeinflügels, durch die die Augenhöhle deformiert ist, und eine Knochenstörung, durch die die langen Röhrenknochen der Extremitäten verformt sein oder zu Brüchen neigen und Pseudogelenke bilden können. Im Bereich der Blutgefäße kann eine fibromuskuläre Dysplasie auftreten, die insbesondere die Nierenarterien betrifft. Im Alter bis 12 Jahren kann es zu Verformungen der Wirbelkörper kommen, die zu einer schweren Skoliose (siehe S. 136) führen.

## Augenveränderung durch Neurofibromatose

Ein Erkennungsmerkmal für diese Erkrankung stellen die sogenannten Lisch-Knötchen der Augen dar. Diese kleinen, runden, scharf begrenzten und leicht erhabenen Veränderungen sind auf der gesamten Iris verteilt. Sie haben einen hellen, gelblichen bis bräunlichen Farbton.

Bei der Neurofibromatose Typ 1 bilden sich Optikusgliome. Diese Tumore schädigen die Sehnerven und können zur Erblindung führen. Die Fehlbildung der hinteren Augenhöhle können einen Exophthalmus und dadurch weitere Störungen in der Verarbeitung der Sehinformationen im Gehirn bewirken. Gesichtsfeldausfälle sind die Folge.

## Seelischer Hintergrund

Bei Menschen mit Neurofibromatose ist der Wunsch, zu sehen, nicht allzu stark ausgeprägt, weil sie damit eine tiefe Angst verbinden. Diese stammt in der Regel aus einem früheren Leben, in dem sie in der Ferne eine Gefahr entdeckten, die sie nicht abwenden konnten. Die Veränderung der Sehfähigkeit tritt in dem Alter auf, in dem diese Situation in vorigen Leben stattfand.

### Meditation: Die Ferne ist mein Freund

Schließe deine Augen, und lasse dich fallen. Du fängst dich selbst auf. Folge deinem Atem.

**3 Min. Ruhe**

Spüre nun in dein Herz hinein. Es verbirgt eine schreckliche Erinnerung vor dir. Bitte es, dir diese zu zeigen.

**7 Min. Ruhe**

Mache dir klar, dass das Gesehene so geschehen ist, aber zu einer anderen Zeit. Diese ist vorüber, und du bist ein völlig anderer.

**2 Min. Ruhe**

Das kann dir so nie wieder geschehen. Du brauchst keine Angst mehr davor zu haben. Befreie dich von dieser Wunde. Gehe dazu in dein Herz, und fühle, wie es nur für dich schlägt. Bitte es um Heilung, und spüre, wie diese aus deinem Herzen in deinen gesamten Körper strömt – bis in die letzte Zelle deines Seins.

**12 Min. Ruhe**

Du bist nun heiler als zuvor. Die Wunde bleibt für alle Zeit geschlossen. Öffne deine Augen, wenn dir danach ist.

### Unterstützende Empfehlungen

- Augenübungen: Palmieren, Sonnenübung
- Meridianklopfmassage mit der Affirmation: »Die Ferne ist mein Freund.«
- Chakrablüten: Zellessenz, Lichtkerze, Balsamessenz, Gelbe Teichrose
- Ätherische Öle: Zypresse, Zitronengras, Immortelle, Wacholder, Pfefferminze, Sandelholz
- Heilkräuter: Schwedenbitter, Zinnkraut
- Farbtherapie
- CDs: »Heilmusik für Augen und Sehkraft«, »Lass deine Augen berühren«

## XANTHELASMEN

Diese Erkrankung kann einzeln oder als Begleiterkrankung auftreten. Xanthelasmen findet man meist an der nasalen Seite der Oberlider. Es handelt sich um Ablagerungen, die auf eine Fettstoffwechselstörung hinweisen, aber sich auch durch Medikamente bilden können, und den Eindruck von »Vernarbungen« an den Augen entstehen lassen. Betroffene leiden auch psychisch unter diesem Erscheinungsbild.

### Seelischer Hintergrund

Diese Veränderungen entstehen, weil der Betroffene im Leben einen Kampf führt. Er sieht und verbreitet Leid anstelle von Liebe.

### Meditation: Aus Kampf wird Liebe

Schließe deine Augen, und genieße es, einmal frei von jeglichem Leid und Zwang zu sein. Sei einfach so, wie du bist.

**12 Min. Ruhe**

In der Liebe des Seins ist es viel schöner als auf der Seite von Kampf und Angst. Daher lege das Schwert und den Schild ab, und gehe so weit in die Liebe, wie du es annehmen kannst. Diese Liebe wärmt und heilt deinen Körper. Genieße es.

**11 Min. Ruhe**

Entscheide dich immer für die Liebe statt für den Kampf. Für Rücksicht statt für Egoismus. Die Liebe ist immer ein Weg. Öffne die Augen, wenn du so weit bist.

### Unterstützende Empfehlungen

- Meridianklopfmassage mit der Affirmation: »Aus Kampf wird Liebe.«
- Chakrablüten: Herzchakra-Essenz, Zellessenz
- Ätherische Öle: Rose, Weihrauch, Gewürznelke, Grapefruit, Ingwer
- Heilkräuter: Zinnkraut, Schöllkraut
- CDs: »Heilmusik für Augen und Sehkraft«, »Lass deine Augen berühren«

## TUMORE AM AUGE

Wie überall im Körper können sich auch am und im Auge Tumore bilden, etwa am Lid, an der Regebogenhaut, am Ziliarkörper, an der Netzhaut, der Aderhaut sowie der Lederhaut. Diese Gewebewucherungen werden in gutartige und bösartige unterschieden. Der seelische Hintergrund ist bei beiden Arten jedoch derselbe. Bei Erwachsen kommt am häufigsten das Aderhautmelanom vor, bei Kindern das Retinoblastom.

### Seelischer Hintergrund allgemein

Der Betroffene hat in der Vergangenheit etwas gesehen, was zu heftig war, um es zu verarbeiten. Doch wenn der Körper einen Tumor bildet, hat er es geschafft, und der Körper geht in die Heilung. Dies sollte ohne Angst und Zweifel akzeptiert werden, dann unternimmt der Körper automatisch das Richtige, um zu genesen.

### Meditation: Genau so ist es richtig

Dein Körper macht nichts ohne Grund. Alle seine Reaktionen hast du direkt oder indirekt eingeleitet. Vertraue ihm also, dass er dir auch jetzt nur dient und dein Bestes möchte. Sage deinem Körper von Herzen Danke.

**7 Min. Ruhe**

Es ist schwer, zu erkennen, und noch schwerer, zu verstehen, was das Wunderwerk Körper warum macht. Doch es hat seinen Sinn. Vertraue darauf.

**7 Min. Ruhe**

Dein Körper hat dich nie im Stich gelassen und war immer für dich da. Daher vertraue darauf, dass er nur dein Bestes möchte.

### Hinweis

Wer sich mit dieser Sichtweise auf Tumor- und Krebserkrankungen näher beschäftigen möchte, dem empfehlen wir die Bücher von Dr. Ryke Geerd Hamer. Es steht jedem frei, sich mit seiner Lehre auseinanderzusetzen oder nicht. Was wir hier schreiben, soll Sie lediglich dazu anregen, dem Seelenthema auf den Grund zu gehen. Uns liegt es am Herzen, dass Sie erkennen, warum Sie eine gewisse Erkrankung haben, und sich mit den Hintergründen befassen.

## Tumore am Augenlid

Zu den Tumoren am Augenlid zählen sowohl Warzen und Xanthelasmen (siehe S. 147) als auch ein Basaliom (heller Hautkrebs), ein Spinaliom oder ein malignes Melanom. Lidtumore stellen einen Oberbegriff für viele unterschiedliche Arten von Hauttumoren dar. Sie sind braun bis schwarz pigmentiert oder hautfarben. Die Symptome unterscheiden sich je nach Art: Basalzellkarzinome wachsen langsam über Monate bis Jahre, während Keratoakanthome innerhalb weniger Wochen auftreten, dann aber auch innerhalb des ersten Jahres von allein wieder verschwinden. Eine Komplikation der Tumore ist der Verlust des Augenlichts.

## Seelischer Hintergrund von Lidtumoren

Der zugrunde liegende Konflikt beginnt langsam, sich zu lösen. Der Betroffene hat lange auf Schlaf verzichtet, weil er Angst vor einer Gefahr hatte. Nun ist ein Wandel eingetreten, und die Augen benötigen dringend Ruhe und Schlaf zur Regeneration. Deswegen bilden sie den Tumor.

## Tumore an der Bindehaut

An der Bindehaut kann sich ein malignes Melanom entwickeln. Auch Karzinome kommen vor. Sie entstehen häufig an der Grenze zwischen Bindehaut und Hornhaut. Ein Bindehautnävus (Muttermal) zählt ebenfalls zu den Tumoren. Weitere Bindehauttumore sind das Limbusdermoid (eine weißliche, runde Hautausstülpung auf der Bindehaut), das Lipodermoid (durch Fettzellen hervorgerufene Bindehautgeschwulst) und Bindehautpapillome. Das Pterygium (siehe S. 142) zählt auch zu den tumorartigen Gewebeveränderungen.

### Seelischer Hintergrund von Bindehauttumoren

Die selbst gesetzten Grenzen wurden vom Betroffenen überschritten, er ist darüber hinausgewachsen. Dies verursachte in ihm einen Konflikt, der nun aber gelöst ist. Als Reaktion darauf bildet sich der Bindehauttumor. Doch mit der Zeit wird dieser abheilen, so ihm die Zeit und die Möglichkeit dazu gegeben wird.

### Tumore an der Aderhaut

Das Aderhautmelanom ist der häufigste maligne primäre Tumor des Auges. Es entsteht aus Pigmentzellen in der Aderhaut und unterscheidet sich biologisch deutlich von den Hautmelanomen. Dabei kommt es zu Gewebeveränderungen der Aderhaut bis zum Pigmentepithel der Netzhaut. Der Tumor kann in die Lederhaut und das Irisgewebe einwachsen, bei weit fortgeschrittenem Wachstum gelegentlich sogar die Lederhaut durchbrechen, aus dem Auge hinauswachsen und das Weichteilgewebe der Augenhöhle befallen. Wenn sich der Tumor an der Stelle des schärfsten Sehens befindet, kommt es zu einer drastischen Verschlechterung der Sehleistung. Dies geschieht auch, wenn der Tumor eine Netzhautablösung nach sich zieht.

### Seelischer Hintergrund von Aderhauttumoren

Die Ursache für den Konflikt war etwas, was der Betroffene gesehen hat, das so schlimm war, dass es ihm sprichwörtlich das Blut gefrieren ließ. Durch die Verarbeitung hat sich das Melanom gebildet. Der Körper ist ein Wunderwerk, und man kann darauf vertrauen, dass er sein Bestes gibt, um die Harmonie wiederherzustellen. Dieser Prozess sollte nicht angezweifelt werden, damit der Heilungsprozess nicht ins Stocken gerät.

## Tumore an der Netzhaut

Das Retinoblastom ist der häufigste Augentumor bei Kindern. Er betrifft die Netzhaut und zählt zu den Genveränderungen. Bemerkt wird er häufig durch eine Leukokorie. Dabei leuchtet die Pupille durch ein Blitzlicht weiß anstatt rot auf. Oft kommt es durch den Tumor zu einer Blindheit auf dem befallenen Auge. Durch den fehlenden optischen Reiz weicht das Auge dann von der normalen Stellung in eine Schielstellung ab. Durch das Mehr an Gewebe kann sich zudem ein Glaukom bilden.

## Seelischer Hintergrund von Retinoblastom

Der Betroffene ist unzufrieden mit dem, was er bereits gesehen hat. Er will nicht mehr sehen, da er dies als unnötige Last empfindet.

### Meditation: Das Leben ist schön

Schließe ganz bewusst deine Augen, und öffne deine anderen Sinne für dein Umfeld.

**6 Min. Ruhe**

Auch deine anderen Wahrnehmungskanäle können dir ein schönes Abbild von deinem Umfeld geben. Doch ist es niemals so farbenfroh wie das, das deine Augen liefern könnten. Die übrigen Sinne ergänzen bloß das Gesehene und vervollständigen deine Wahrnehmung.

**3 Min. Ruhe**

Es liegt an dir. Solange du der Meinung bist, dass das, was du gesehen hast, genug ist, verschlechtert sich nach und nach deine Sicht. Entscheide dich, dich an dem zu erfreuen, was du siehst. Öffne deine Augen wieder.

### Unterstützende Empfehlungen für alle Tumore am Auge

- Chakrablüten: Auferstehungs-Essenz, Herzchakra-Essenz, Hüter der kosmischen Wahrheit, Leberchakra-Essenz, Pfad des Willens, Solarplexuschakra-Essenz, Zellessenz, Venus-Essenz
- Ätherische Öle: Weihrauch, Gewürznelke, Sandelholz
- Heilkräuter: Ringelblume, Schafgarbe, Brennnessel, Labkraut, Zinnkraut, Schwedenbitter
- CDs: »Heilmusik für Augen und Sehkraft«, »Lass deine Augen berühren«
- Hanföl

## MUTTERMAL IM AUGE

Ein Muttermal oder auch Aderhautnävus ist ein »Leberfleck« im Augenhintergrund, also ein Bereich, der sich nach der Geburt pigmentiert. Auch wenn er symptomlos ist und als harmlos eingestuft wird, verbirgt sich dahinter ein Seelenthema.

### Seelischer Hintergrund

Das Muttermal ist ein Denkmal. Es soll den Betroffenen daran erinnern, dass er einmal etwas Wichtiges übersehen hat. Diese Mahnung setzt er sich selbst über Inkarnationen hinweg, um es nie zu vergessen.

### Meditation: Was war einst?

Um zu heilen, müssen wir unsere Verletzung verstehen. Schließe deine Augen, und gehe ganz bewusst Stück für Stück in deinem Leben zurück. Bis zu dem ersten Moment, an den du dich erinnern kannst.

**12 Min. Ruhe**

Gehe nun noch weiter zurück bis zum Tag deiner Geburt.

**7 Min. Ruhe**

Nun gehe noch weiter zurück. Viel, viel weiter. Bis zu dem Leben, in dem du dir dieses Mal erschaffen hast. Was siehst du da? Wer bist du? Wo bist du? Was geschieht um dich herum?

**17 Min. Ruhe**

Dieses Erlebnis ist vergangen und wird so nie wieder vorkommen. Denn nun bist du ein anderer Mensch. Nur das Mal erinnert dich an den Menschen von damals. Lasse die Wunde nun heilen, denn sie hat dir lange genug gedient. Gehe dazu in dein Herz, und lasse liebende Wärme in jede Zelle deines Seins fließen, besonders in die Stelle, an der das Mal sitzt. Lasse es liebevoll heilen, denn nun darf es gehen.
Öffne deine Augen, wenn du möchtest.

### Unterstützende Empfehlungen

- Chakrablüten: Gelbe Teichrose, Zellessenz, Herzchakra-Essenz
- Ätherische Öle: Weihrauch, Zeder, Zypresse
- Heilkräuter: Schwedenbitter
- CD: »Lass deine Augen berühren«

## ZYSTEN AM UND IM AUGE

Zysten sind Blasen, die mit unterschiedlichen Substanzen wie Flüssigkeiten, Schleim, Talg, Eiter, Gewebebestandteilen oder Blut gefüllt sein können. Im Auge kommen sie oft unter oder auf der Bindehaut vor. Sie können angeboren sein oder durch Entzündungen oder Verletzungen entstehen, manchmal auch als Nebenwirkung von Medikamenten. Große Zysten der Bindehaut können den Lidschluss stören, was im weiteren Verlauf zu einer Austrocknung der Augen und dadurch zu Entzündungen der Hornhaut führen kann.

### Zysten in der Iris

Zysten in der Iris sind entweder angeboren oder entstehen nach Verletzungen am Auge. Auch einige Medikamente wie pupillenverengende Augentropfen führen manchmal zu Zysten. Symptome sind eine erhöhte Blendempfindlichkeit, verschwommenes Sehen oder Augenschmerzen. Wenn die Zyste sehr groß ist, wird der Abfluss des Kammerwassers blockiert, was ein Glaukom (siehe S. 188) begünstigt. Kommt es zu einer Entzündung, kann sich ein Katarakt bilden. Eine weitere Folge kann die Verschiebung der Augenlinse sein, die mit einer veränderten Lichtbrechung und somit mit einer Fehlsichtigkeit einhergeht.

## Zysten in der Tränendrüse

Tränendrüsenzysten, auch als Dacryops bezeichnet, treten meist einseitig auf. Sie kommen häufig nach Entzündungen, Narbenbildungen oder Verätzungen der Augen oder in Verbindung mit einem Trachom (siehe S. 35) vor und äußern sich in Schwellung des Augenlids, leichten Schmerzen und einem Druckgefühl. Eine sehr große Zyste kann auch zu einer Ptosis, also einem herabhängenden Augenlid, führen. Manchmal drückt eine Zyste das Auge nach unten (Hypoglobus). Hierdurch können weitere funktionsbedingte Fehlsichtigkeiten entstehen wie Schielen, Beeinträchtigung des räumlichen Sehens und Hornhautverkrümmung.

## Zysten in der Augenhöhle/Dermoid-Zysten

Hierbei handelt es sich um eine mit ins Leben gebrachte Veränderung am Augenhintergrund. Die Zysten enthalten aus der Embryonalzeit stammendes Gewebe wie Haare oder Schweißdrüsen. Sie wachsen langsam und werden meist erst bemerkt, wenn sie die Sehnerven quetschen und es zu Problemen wie Doppelbildern kommt. Wird die Zyste so groß, dass sie das Auge nach vorn schiebt, scheint es, als trete das Auge hervor. Problematisch sind große Zysten, wenn sie platzen. Dann läuft die enthaltene Substanz aus, und das kann zu entzündlichen Reaktionen führen, die auch das Augenlicht beeinträchtigen. Ausfälle des Gesichtsfeldes (Skotome) sind möglich.

## Seelischer Hintergrund

Der seelische Hintergrund von Zysten ist der Wunsch, Seheindrücke auszublenden von Dingen, die der Betroffene nicht wahrhaben möchte. Doch das Auge geht einen Schritt weiter und verändert sich so, dass es einen Bereich permanent ausblendet, ohne dass das Gehirn die Eindrücke erst sortieren muss.

### Meditation: Es ist schön, zu sehen

Gehe in die Natur, und öffne deine Augen einmal ganz weit. Sei vollkommen aufmerksam, und versuche, einfach alles zu erkennen und in dich aufzunehmen. Sei von Herzen dankbar dafür. Die Natur ist dazu da, sich an ihr zu erfreuen. Schließe nach einem solchen Ausflug die Augen, und erlebe ihn noch einmal ganz bewusst vor deinem geistigen Auge.

**17 Min. Ruhe**

Genieße diese Bilder, und mit jedem Mal wird sich deine Blockade etwas lösen. Fülle die Lücke mit Liebe, die aus deinem Herzen strahlt. Öffne die Augen wieder.

## Unterstützende Empfehlungen

- Meridianklopfmassage mit der Affirmation: »Es ist schön, zu sehen.«
- Chakrablüten: Zellessenz, Gelbe Teichrose, Augenwohlsalbe
- Ätherisches Öl: Weihrauch
- Heilkräuter: Zinnkraut, Schwedenbitter, Spitzwegerich, Ringelblume, Hanföl
- CDs: »Heilmusik für Augen und Sehkraft«, »Lass deine Augen berühren«

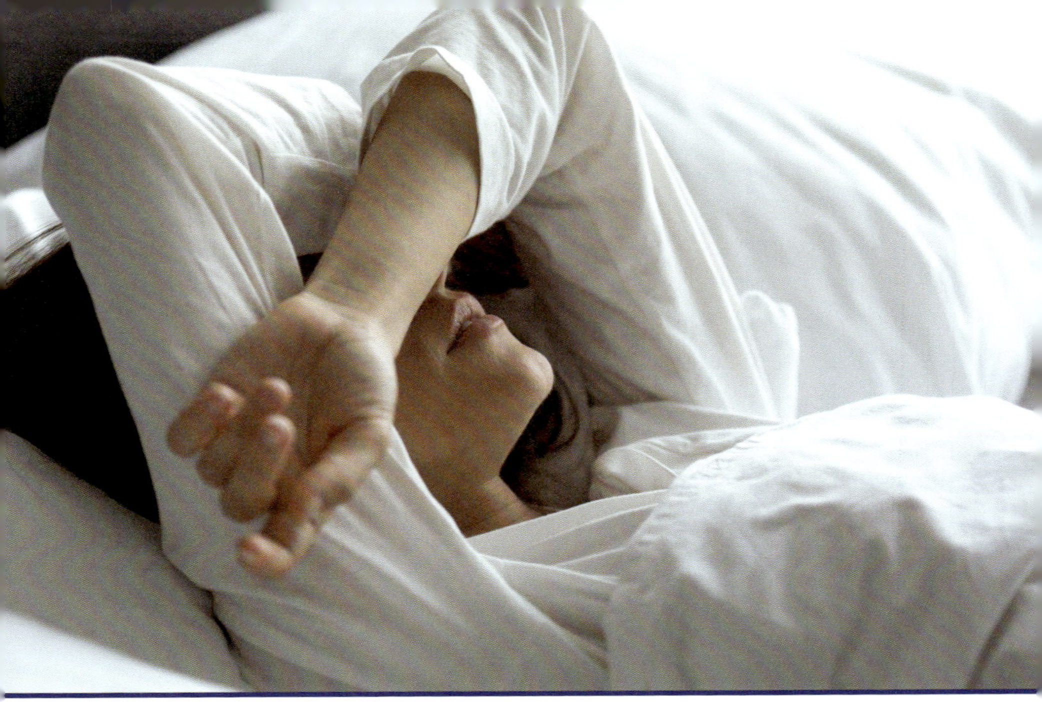

# AUGENVERÄNDERUNGEN NACH OPERATIONEN

Jeder Eingriff verändert das persönliche Gefühl für sich selbst ein wenig, und das nachhaltig: Der Moment, in dem der Schmerz betäubt, in dem die Operation durchgeführt wird, in dem der Patient erwacht und in dem die Schmerzmittel nicht mehr wirken. Es entsteht ein Spalt zwischen Seele und Sein. Die Seele nimmt den ganzen Eingriff bewusst wahr, sie kann nicht betäubt werden. Lediglich der Körper ist sediert. Da der Körper diesen Spalt überwinden möchte, ändert er seine Selbstwahrnehmung oder die Wahrnehmung der Außenwelt, um wieder mit seiner Seele übereinzustimmen.

### Meditation: Das tat so weh

Schließe deine Augen, und gehe ganz bewusst in deinen Körper. Was möchte er dir zeigen? Schaue hin.

**9 Min. Ruhe**

Das, was dein Körper dir gezeigt hat, hat ihn belastet. Es stellte einen Konflikt dar, der gelöst werden wollte. Solch ein Konflikt ist auch bei der Operation entstanden. Bitte deine Seele, deinem Körper das zu zeigen, was sie während der Operation wahrgenommen hat.

**18 Min. Ruhe**

Lasse dies nun heilen, indem du Liebe aus deinem Herzen hineinsendest. Diese Wunde schließt sich dadurch für immer, und Körper und Seele gehen wieder Hand in Hand.

### Unterstützende Empfehlungen

- Chakrablüten: Licht des Herzens, Gelbe Teichrose, Zellessenz
- Ätherisches Öl: Pfefferminze
- CDs: »Heilmusik für Augen und Sehkraft«, »Lass deine Augen berühren«

## KNIE-/HÜFT-/SCHULTEROPERATION

Auffällig oft kommt es nach solchen Operationen zu Augenveränderungen wie der Maculadegeneration. Es mag sich unlogisch anhören bzw., als hätte das eine mit dem anderen nicht viel zu tun. Aber zu mir, Caroline, kommen sehr viele Menschen mit Augenproblemen, die bei der Erstanamnese erzählen, dass vor Kurzem eine Operation stattgefunden hat und sich danach die Augen schlagartig verändert haben.

### Seelischer Hintergrund

Operationen ziehen meist weitere Kreise, als es im ersten Moment scheint. Je älter der Betroffene, desto schwerer ist eine Erholung. Chirurgische Eingriffe an Knien, Hüfte oder Schultern erschweren die Orientierung immens. Es gibt im menschlichen System fünf waagerechte Achsen: die Fußachse, die Knieachse, die Hüftachse, die Schulterachse und die Augenachse. Ist auch nur eine der ersten vier Achsen aus der Balance, verschiebt sich die gesamte Wahrnehmung. Eine Operation richtet den Körper, justiert ihn aber nicht neu. Er hat noch die schiefe Orientierung in sich. Diese kann jedoch korrigiert werden.

### Meditation: Orientiere dich

Stelle dich hin, und schließe deine Augen. Achte auf einen festen und sicheren Stand. Lehne dich dann nach hinten, nach vorn, nach links und nach rechts. Gehe in die Hocke, und stehe wieder auf – alles mit geschlossenen Augen.
Öffne jetzt deine Augen wieder, recke und strecke dich. Genieße es, voll und ganz im Augenblick ausgerichtet zu sein. Wiederhole diese bewegte Meditation an aufeinanderfolgenden Tagen.

### Unterstützende Empfehlungen

- Meridianklopfmassage mit der Affirmation: »Ich orientiere mich.«
- Chakrablüten: Hüftchakra-Essenz, magnetische Essenz, Wurzelchakra-Essenz, Zellsalbe, Balsamessenz, Leberchakra-Essenz, Princess-Flower-Essenz, Essenz der Wiege des Herzens, Kniechakra-Essenz, Amaryllis, Schutzessenz, Herzchakra-Essenz
- Ätherisches Öl: Wintergrün
- Heilkräuter: Schwedenbitter, Beinwell
- CDs: »Heilmusik für Augen und Sehkraft«, »Lass deine Augen berühren«

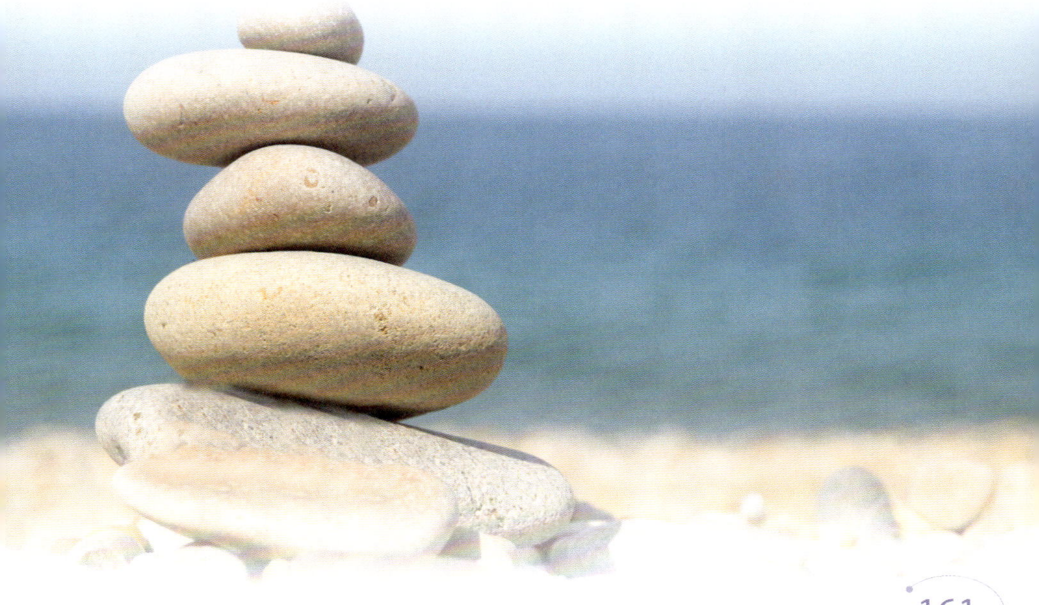

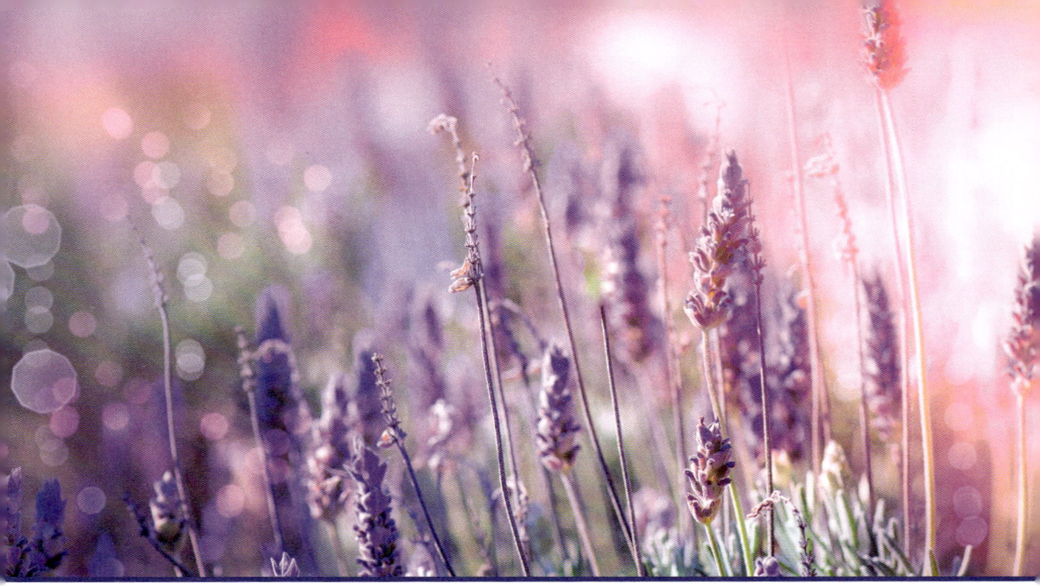

# INFEKTIONSKRANKHEITEN

## MASERN

Masern zählen zu den Infektionskrankheiten, die häufig Kinder betreffen. Sie bewirken rote Hautflecken, Fieber und eine allgemeine Schwäche des Körpers. Gefürchtet wird die Erkrankung wegen einiger lebensbedrohlicher Fälle mit Lungen- oder Hirnhautentzündungen. Die Krankheit beginnt mit einer Entzündung der Schleimhäute wie Husten und Schnupfen oder trockener Bronchitis sowie einer Bindehautentzündung der Augen. Fieber bis 41 °C, Übelkeit, Halsschmerzen und Kopfschmerzen sind weitere Symptome. Die weißen, kalkspritzerartigen Koplik'schen Flecken auf gerötetem Untergrund treten kurz vor der Ausbildung des Hautausschlages auf, der typischerweise hinter dem Ohr beginnt und sich dann innerhalb eines Tages über den gesamten Körper ausbreitet.

### Augenveränderung durch Masern

Als Begleiterscheinung kommt es zu einer Bindehautentzündung. Beachten Sie deshalb den entsprechenden seelischen Hintergrund (siehe S. 23) und die zugehörige Meditation.

### Seelischer Hintergrund

Die Ursache von Masern sind Aggressionen des Betroffenen, die er gegen sich selbst richtet. Er hat das Gefühl, aus der Haut fahren zu wollen. Es juckt ihn überall, und nichts bleibt davon verschont.

### Meditation: Das kratzt mich nicht

Schließe deine Augen, und atme ganz tief ein und aus … ein und aus. Folge deinen Gedanken, so, wie sie kommen.

**9 Min. Ruhe**

Gehe nun ganz bewusst in dein Herz, und bitte es, dir jeden Moment zu zeigen, in dem dich jemand verletzt oder angegriffen hat, du aber nichts sagtest, sondern deine Wut gegen dich selbst richtetest.

**19 Min. Ruhe**

Dein Herz weiß genau, wo der Anfang von alledem liegt. Lasse dir zeigen, warum du genau so reagierst.

**16 Min. Ruhe**

Diese tiefe Wunde darf nun heilen. Indem du sie angesehen hast, wurde sie gereinigt. Schicke die Energie der Liebe und Heilung aus deinem Herzen in alle deine Zellen.

### Unterstützende Empfehlungen

- Chakrablüten: Kelch des Lebens, Zellessenz, Herzchakra-Essenz
- Ätherische Öle: Eukalyptus, Teebaum, Lavendel
- Heilkraut: Lavendel

## SYPHILIS

Syphilis, auch Lues genannt, zählt zu den sexuell übertragbaren, bakteriellen Infektionskrankheiten. Eine Ansteckung findet hauptsächlich beim Geschlechtsverkehr durch Schleimhautkontakt statt. Während der Schwangerschaft und bei der Geburt kann eine erkrankte Mutter ihr Kind infizieren. Auch dies wird nur der Fall sein, wenn sich die Kinderseele eine entsprechende Mutter wählt, weil sie diese Erfahrung machen möchte. Typischerweise beginnt die Erkrankung mit Geschwüren an den Genitalien, die schmerzlos sind. Auch im Mundbereich oder im Darm können Geschwüre auftreten, je nach Kontakt mit den Geschlechtsorganen des infizierten Partners. Die Geschwüre sondern eine ansteckende Flüssigkeit ab, die zu Lymphknotenschwellungen führt. Nach einer Zeit verschwinden die Symptome wieder. 8 bis 9 Wochen nach der Ansteckung kommt es oft zu grippeartigen Beschwerden wie Fieber, Abgeschlagenheit, Kopf- und Gliederschmerzen. Die Lymphknoten am ganzen Körper sind geschwollen. Nach etwa 10 Wochen erscheint bei den meisten Erkrankten ein Hautausschlag. Zunächst sind es nur schwachrosa gefärbte Flecken, die sich in kupferfarbene Knötchen verwandeln. Auch Augenentzündungen können auftreten. Manchmal fallen die Haare aus. Alle Hauterscheinungen heilen nach ungefähr 4 Monaten ab, sodass mancher Betroffene von der Infektion wenig bemerkt. Unbehandelt kehrt Syphilis innerhalb verschiedener Zeitabstände wieder. Nachdem sie in der folgenden Latenzzeit zu einem monate- oder jahrelangen Stillstand kommt, bricht dann eine sogenannte Spätsyphilis aus. 3 bis 5 Jahre nach der Infektion ist der gesamte Körper befallen, daher können alle Organe und das Nervensystem angegriffen werden. Ein Viertel der Unbehandelten erkrankt an einer chronischen Hirnentzündung, die zu Demenz führt. Die Neurolues äußert sich durch den zunehmenden Abbau der intellektuellen Fähigkeiten, eine Ataxie und Sprachstörungen. Zudem werden das Rückenmark und seine austretenden Nerven so geschädigt, dass die Betroffenen zunächst Schmerzen haben, dann Schmerz und Temperatur nicht mehr wahrnehmen. Das Gehen und die Kontrolle über Blase und Darm sind gestört. Am Ende sind die Patienten gelähmt.

## Augenveränderung durch Syphilis

Durch Syphilis kann es zu Entzündungen der Augenhäute kommen. Begleiterkrankungen sind eine Iritis (siehe S. 29) oder eine Uveitis (siehe S. 25). Auch Sehstörungen können auftreten, wenn das zentrale Nervensystem betroffen ist. Ein Anzeichen der Spätsyphilis ist eine reflektorische Pupillenstarre. Meist sind beide Augen davon betroffen. Sie reagieren nicht mehr auf Helligkeitsunterschiede, es liegt eine Miosis (Pupillenverengung) vor. Ursache hierfür ist eine Läsion des Gehirngewebes zwischen prätektaler Region und Nucleus accessorius des Nervus oculomotorius.

## Seelischer Hintergrund

Die Seele zeigt dem Menschen mit einer Syphiliserkrankung dessen Ablehnung der Welt an, die aus Erde besteht. Erde wird als schmutzig empfunden, obwohl sie uns nährt. Alles beginnt zu zerfallen und zu faulen, es vergeht schneller, als die Regeneration erfolgt. Nach und nach verschwindet alles, was Halt geben könnte. Die Augen wollen dieses Leid nicht mehr ertragen und quittieren ihren Dienst.

### Meditation: Halt

Schließe deine Augen, und gehe ganz bewusst in deinen Körper. Was möchte er dir sagen?

**7 Min. Ruhe**

Hast du deinem Körper zugehört? Weißt du nun, was ihn belastet und zu der Krankheit geführt hat? Du hast es in der Hand und kannst sie verlangsamen oder sogar aufhalten, wenn dies dein Wunsch ist.

**2 Min. Ruhe**

Gehe dazu immer wieder in dein Herz. Verbinde dich mit ihm, und lasse liebende Energie in jede Zelle deines Seins fließen. Öffne jetzt die Augen.

### Meditation: Die Erde nährt uns

Du bist ein Lebewesen. Und du lebst nur, weil es die Erde gibt, die dich trägt und nährt. Sie ist ein bedeutender Teil des Seins. Genieße es, zu sein. Genieße es, zu atmen, zu riechen, zu schmecken, zu fühlen.

**7 Min. Ruhe**

Das bedeutet es, am Leben zu sein. Es ist die größte Freiheit, bewusst im Moment in deinem Körper zu sein. Sei zutiefst dankbar dafür. Liebe dich so, wie du bist.

### Unterstützende Empfehlungen

- Chakrablüten: Augenwohlsalbe, Gelbe Teichrose, Zellessenz
- Heilkräuter: Schwedenbitter, Kamille, Frauenmantel, Wegwarte, Ingwer, Salbei, Kirschbaumharz, Gerste, Augentrost

- CDs: »Heilmusik für Augen und Sehkraft«, »Lass deine Augen berühren«

### Hinweis

Syphilis zählt zu den bakteriellen Infektionskrankheiten, die meldepflichtig sind und in die Hände von Fachmedizinern gehören. Die Seelenbotschaft soll Sie lediglich dazu anregen, dem Seelenthema auf den Grund zu gehen. Dies ersetzt weder den Gang zum Facharzt noch eine fachmännische Behandlung. Uns liegt es am Herzen, dass Sie erkennen, warum Sie eine gewisse Erkrankung haben, und sich mit den Hintergründen befassen.

## TOXOPLASMOSE

Toxoplasmose zählt zu den Infektionskrankheiten, die nicht nur bei Menschen, sondern auch häufig bei Katzen zu beobachten ist. Nach oraler Aufnahme des Erregers befällt dieser vor allem neuronales Gewebe, z. B. das Gehirn oder das Auge. Auch lymphatisches Gewebe, Herz und Lunge können betroffen sein. Bei einem guten Immunsystem verläuft die Erkrankung relativ symptomlos. Manchmal bekommt der Betroffene leichtes Fieber, oder die Lymphknoten schwellen im Halsbereich an. Auch können Gliederschmerzen, Kopfschmerzen und Müdigkeit auftreten. Ein leichter Verlauf der Krankheit wird nicht behandelt. Wenn die Erkrankung einmal durchgemacht wurde, bildet der Körper Antikörper aus. Toxoplasmose kann auch in Schüben verlaufen und sich über Wochen oder Jahre hinweg ziehen. Besonderes Augenmerk sollte auf Schwangere gelegt werden, die noch keine Antikörper gebildet haben. Toxoplasmose kann über die Plazenta auf das Embryo übertragen werden. Deshalb wird bei einer Schwangerschaft das Blut auf Antikörper getestet. Beim ungeborenen Kind sowie bei Babys bilden sich, falls die Mutter während der Schwangerschaft eine Ersterkrankung hatte, Entzündungsherde im Gehirn und in anderen Organen wie dem Auge. Es kommt zu Symptomen wie Krampfanfällen, Wesensveränderungen, Lungenentzündung und auch Lähmungserscheinungen oder Hirnhautentzündung.

## Augenveränderung durch Toxoplasmose

Die erworbene Augentoxoplasmose äußert sich vorwiegend als Retinochoroiditis und betrifft in der Regel nur ein Auge. Das Gewebe von Netz- und Aderhaut bildet sich hierbei zurück und stirbt ab. Vor allem die inneren Schichten der Netzhaut sind davon betroffen. Nicht nur das Gewebe der Netzhaut wird zerstört und bildet Narben, auch der vordere Teil des Auges wird befallen. In der Regel bildet sich eine Uveitis, also eine Entzündung der mittleren Augenhaut, im vorderen Bereich. Zusätzlich kann es zum Anstieg des Augeninnendrucks kommen, da die Regenbogenhaut sich in der Regel so weit öffnet, dass sie kaum noch erkennbar ist. Dadurch wird der Schlemm'sche Kanal, durch den das Kammerwasser in das venöse System des Auges abfließt, verdeckt. Die Augenlinse kann sich dadurch trüben.
Bei einer Folgeinfektion bilden sich grauweiß-gelbliche Herde am zentralen Augenhintergrund. In der Regel sind sie direkt neben einer alten Narbe zu finden. Als Reaktion entsteht manchmal eine Entzündung der Blutgefäße der Netzhaut, die dazu führt, dass sich der aufliegende Glaskörper ebenfalls entzündet. Nach dem Abheilen der Entzündung bleibt eine pigmentierte Narbe zurück. Die Entzündung kann unbehandelt zur Erblindung führen und sollte deshalb fachärztlich behandelt werden.

## Seelischer Hintergrund

Betroffene haben als Kind das Gefühl gehabt, sich allein durchkämpfen zu müssen. Eine tiefe Einsamkeit wirkt bis ins Erwachsenenalter hinein. Das Thema möchte verarbeitet werden, doch es fehlt oft der Mut, das Thema zu betrachten und das Gefühl der Verlassenheit noch einmal erleben zu müssen. Die Seele trägt es schon über mehrere Inkarnationen mit sich, und in früheren Inkarnationen wurde der Betroffene nicht nur allein gelassen, er wurde auch misshandelt und ausgesetzt. Deshalb fürchtet er andere Menschen und fühlt sich einsam. Dieser Zwiespalt wirkt sich auf die Augen aus.

## Meditation: Das war damals

Du bist stark, du bist einzigartig, du kannst alles überstehen. Du hast auf deinem Lebensweg schon so manches gemeistert und bist daran gewachsen. Es hat dich nicht gebrochen, sonst gäbe es dich nicht mehr. Denke einmal über die drei schlimmsten Situationen deines Lebens nach.

**7 Min. Ruhe**

Du hast jede von ihnen bestmöglich gemeistert und bist daran gewachsen. Nichts hat dich dazu gebracht, aufzugeben. Du bist weitergegangen und stärker geworden. Deshalb bist du heute da, wo du bist. Sei stolz darauf.

**4 Min. Ruhe**

Auch in vergangenen Leben hast du schlimme Situationen gemeistert und bist an ihnen gewachsen. Doch es gab auch Leben, in denen du nicht wachsen konntest, weil die Bedrohungen zu mächtig waren und dein Leben gefordert haben.

Dein Körper hat sich gemerkt: »Nie wieder möchte ich so etwas erleben.« In der Folge hast du dich vom Leben zurückgezogen und darunter gelitten, dass dein Körper dich schützt. Doch nun ist eine völlig andere Zeit mit anderen Gegebenheiten, sodass du seinen Schutz nicht mehr brauchst.
Schließe nun deine Augen, und spüre in dein Herz. Nimm jeden einzelnen Herzschlag wahr, der deinen Körper versorgt. Dein Herz schlägt nur für dich.

**4 Min. Ruhe**

Du weißt nun ganz genau, wo deine Wunde ist. Dein Körper hat sie dir so deutlich gezeigt, wie er konnte. Lasse sie heilen, indem du Liebe aus deinem Herzen in sie fließen lässt.

**1 Min. Ruhe**

Lasse die Liebe weiter fließen, in jede einzelne Zelle deines Seins. Empfinde dabei tiefe Dankbarkeit für deinen Körper, der dich all die Zeit so geschützt hat. Doch nun brauchst du diesen Schutz nicht länger, und die Wunde darf heilen. Öffne deine Augen, wenn du so weit bist.

## Unterstützende Empfehlungen

- Augenübung: Palmieren
- Chakrablüten: Augenwohlsalbe, Zellessenz, Herzchakra-Essenz
- Ätherische Öle: Zypresse, Weihrauch
- Heilkräuter: Schwedenbitter, Zinnkraut, Augentrost, Schafgarbe, Goldrute, Labkraut, Brennnessel, Gerste, Ginster, Bärlauch, Waldmeister, Ehrenpreis, Kalmus, Ringelblume, Kamille, Frauenmantel, Wegwarte, Salbei, Andorn
- CD: »Heilmusik für Augen und Sehkraft«

# MUMPS

Bei Mumps handelt es sich um eine Virusinfektion, die die Speicheldrüsen der Ohren und andere Organe befällt. Sie zählt zu den Kinderkrankheiten, wobei auch Erwachsene Mumps bekommen können. Gefürchtet wird Mumps wegen der daraus entstehenden Hirnhaut- oder Hodenentzündung. Als Hauptsymptome treten Fieber und eine ein- oder doppelseitige Schwellung der Ohrspeicheldrüse mit Schmerzen v. a. beim Kauen auf. Die Ohrläppchen stehen dabei typischerweise ab. Zeichen für eine Hirnhautentzündung sind Kopf- und Nackenschmerzen, Lichtscheu sowie schmerzhafte Nackensteifheit.

## Augenveränderung durch Mumps

Durch eine Mumpsinfektion kann es zu einer Entzündung der Regenbogenhaut kommen (siehe S. 29).

## Seelischer Hintergrund

Der Ursprung der Erkrankung liegt in einem Verbot, zu sprechen. Doch der Betroffene wollte sich mitteilen und nicht mehr schweigen. Dieser Konflikt belastet ihn so sehr, dass er den Blick davor verschließen möchte.

## Meditation: Sprich

Schließe deine Augen, und begib dich in Gedanken an einen Ort, an dem du völlig frei und unbescholten sprechen kannst. Wo du genau das sagen darfst, was dir auf der Seele liegt. Du kannst es hinausschreien, ohne dass es jemanden stört.

**12 Min. Ruhe**

Gehe nun in Gedanken zurück in deine Vergangenheit, bis zu den ersten Momenten in diesem Leben, in denen du schweigen musstest, obwohl du sprechen wolltest.

**16 Min. Ruhe**

Lasse diese Wunde nun heilen, denn die Folgen stören dich. Die Vorzüge bringen dir nichts mehr. Lasse dein Herz Liebe aussenden, um wieder ganz und vollständig zu werden. Öffne dann die Augen.

### Unterstützende Empfehlungen

- Ätherische Öle: Teebaum, Lavendel, Zitrone
- Heilkraut: Lavendel
- CDs: »Heilmusik für Augen und Sehkraft«, »Lass deine Augen berühren«

### Hinweis

Mumps zählt zu den meldepflichtigen Erkrankungen. Dieses Buch ist nicht zu Zwecken der Selbstdiagnose und Behandlung gedacht. Es soll lediglich die Seelenbotschaften aufzeigen und Ihnen hilfreich zur Seite stehen auf der Suche nach der Botschaft Ihres Körpers, die er durch die Erkrankung ausdrückt. Dies ersetzt nicht den Gang zum Arzt.

# TUBERKULOSE (TBC)

Von der bakteriellen Infektionskrankheit Tuberkulose ist die Lunge am stärksten betroffen. Zu den allgemeinen Symptomen gehören Müdigkeit, Schwäche, Appetitlosigkeit und Gewichtsabnahme, geschwollene Lymphknoten, leichtes Fieber, besonders in den Nachmittagsstunden, Nachtschweiß und ständiges Hüsteln. Durch die Erkrankung wird Lungengewebe zerstört.

## Augenveränderung durch Tuberkulose

Durch die Tuberkulose kann es zu Entzündungen im Auge kommen. Die Uveitis (siehe S. 25) ist eine häufige Begleiterkrankung. Sie führt zu einer Sehschärfenminderung bis zur Erblindung.

## Seelischer Hintergrund

Dem Betroffenen ist etwas passiert, was ihm leidtut. Er hat Schuldgefühle und kann es schlecht verkraften, denn er hat es nicht mit Absicht getan. Von seinen Mitmenschen hört er, dass es nicht so schlimm sei, er stark sein solle und nicht zu weinen brauche, weil Weinen etwas für Schwächlinge sei. Deshalb versucht er, seine Gefühle zu unterdrücken.

### Meditation: Lasse die Tränen laufen

Schließe deine Augen, und denke jeden Gedanken zu Ende, der dir in den Sinn kommt – bis keiner mehr übrig ist.

**16 Min. Ruhe**

Gehe nun in Gedanken eine Treppe hinunter, Stufe für Stufe. Schließlich erreichst du eine Tür. Der Raum dahinter scheint winzig zu sein. Gehe hinein. Du erschrickst vor seiner wahren Größe und dem, was er beinhaltet. Jeder Moment, in dem du nicht weinen durftest und keine Schwäche gezeigt hast, ist hier verwahrt. Sieh dir das an. Was fällt dir als Erstes in den Blick und fesselt deine Aufmerksamkeit?

**19 Min. Ruhe**

Du darfst weinen. Es ist völlig okay. Genieße es, die heilende Wirkung zu spüren. Lasse die Tränen alles säubern, was die Wunde davon abhält, zu heilen.

**6 Min. Ruhe**

Die gesäuberte Wunde darf nun für immer heilen. Gehe dazu in dein Herz, und lasse seine Energie in jede einzelne Zelle deines Seins fließen. Genieße diese wohlige Wärme.
Öffne die Augen, wenn du bereit bist.

## Unterstützende Empfehlungen

- Chakrablüten: Ball of Light, Kelch des Lebens, Jungbrunnenessenz, Zellessenz, Leberchakra-Essenz
- Ätherische Öle: Eukalyptus, Zypresse, Thymian, Zeder, Zitrone, Zitronenmelisse, Vetiver, Pfefferminze, Sandelholz
- Heilkräuter: Huflattich, Spitzwegerich, Zinnkraut
- CDs: »Heilmusik für Augen und Sehkraft«, »Lass deine Augen berühren«

# AUSWIRKUNGEN DER GRUND-ERKRANKUNGEN AUF DIE **AUGEN** UND DIE **SEHKRAFT**

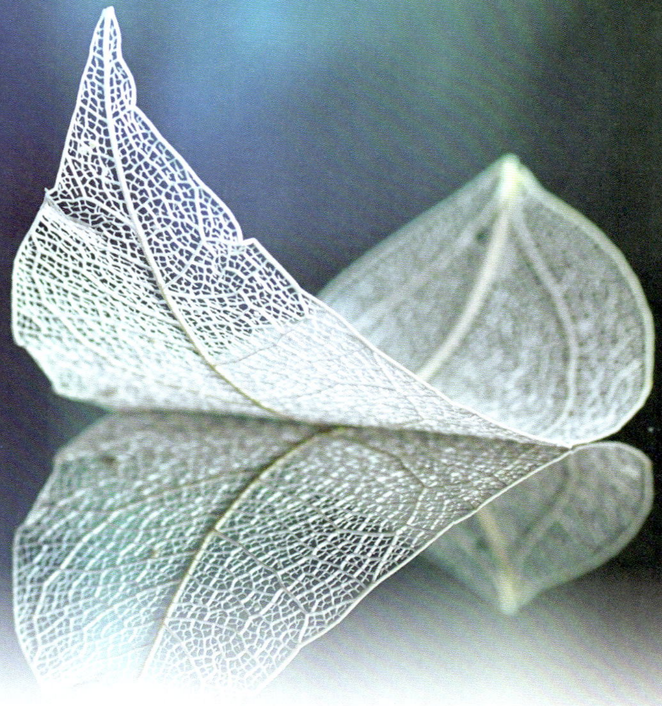

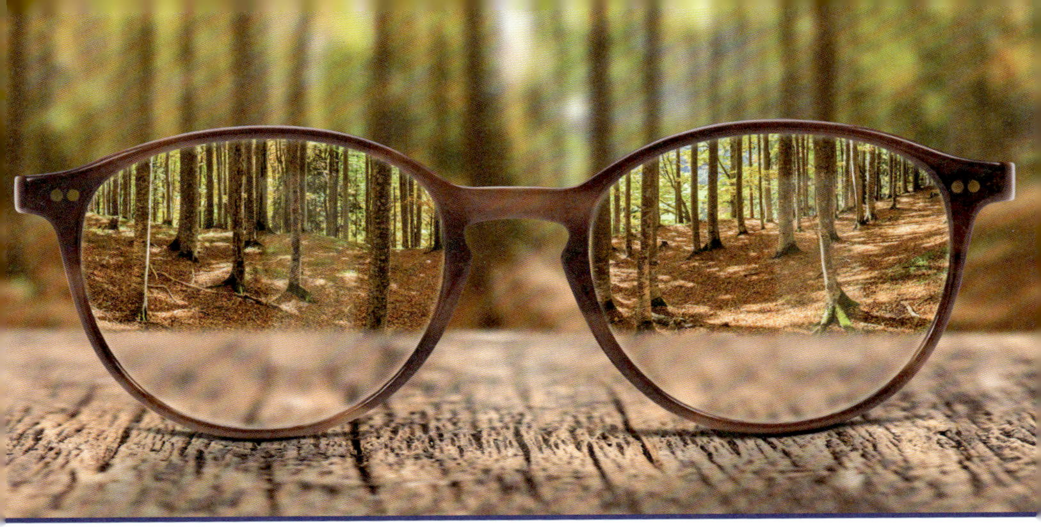

# FEHLSICHTIGKEITEN

Da bei vielen Erkrankungen als Begleiterscheinung eine Fehlsichtigkeit auftritt, wollen wir diese zuerst kurz vorstellen und deren seelische Botschaften darlegen. Zu diesem Thema empfehlen wir auch Carolines Buch »Die Botschaft der Augen«, in dem Sie viele zusätzliche Hinweise und Übungen finden.

## KURZSICHTIGKEIT/MYOPIE

Die Kurzsichtigkeit gehört zu den Fehlsichtigkeiten der Augen. Hier entsteht das Bild im Auge vor der Netzhaut und wird verschwommen wahrgenommen. Der Betroffene sieht in der Ferne unscharf. Im ganzheitlichen Ansatz geht man davon aus, dass die Augenmuskeln durch Anspannungen den Augapfel in die Länge ziehen. Auch die inneren Augenmuskeln (Ziliarmuskeln) können chronisch verspannt sein, wodurch das Bild ebenso im Augeninneren und nicht auf der Netzhaut abgebildet wird.

## Seelischer Hintergrund

Dem Kurzsichtigen fällt es schwer, das Leben zu genießen. Er hat das Gefühl, immer arbeiten zu müssen, bis alle Aufgaben erledigt sind, und das so schnell wie möglich. Da täglich neue Arbeit hinzukommt, bleibt nie Zeit, einfach zu leben und zu genießen. Die Seele schaltet die Sicht in die Ferne unscharf, um sich nicht noch mehr zu belasten. Wenn der Betroffene die Arbeit schon von Weitem erkennt, sorgt das nur für zusätzlichen Stress. Dahinter steckt eine verborgene Angst, nicht gut genug oder zu langsam zu sein. Die Ursachen liegen in der Regel in der Zeit im Mutterleib oder einer früheren Inkarnation. Der Kurzsichtige definiert sich über Erfolg, deshalb leistet er auch sehr viel, und das ein Leben lang.

### Meditation: So weit das Auge reicht

Der Horizont ist zum Träumen da. Schließe deine Augen, und öffne dein Herz für die Ziele, die du dir in deinem Leben gesteckt hast. Du kannst einfach alles erreichen und verwirklichen. Gib dir nur die Chance dazu. Schaue weiter, viel weiter über das hinaus, was jetzt vor dir liegt, und du wirst erkennen, dass du vieles vereinfachen kannst.

**7 Min. Ruhe**

Genieße das Leben in vollen Zügen. Es geht nicht darum, ausschweifend zu werden, sondern, zu leben. In der Liebe zu sein. Um zu sehen, wie das ist, gehe nun ganz bewusst in dein Herz. Spüre ganz tief hinein, und genieße diese Wärme.

**30 Min. Ruhe**

So soll das Leben sein. Öffne deine Augen wieder, wenn dir danach ist.

### Unterstützende Empfehlungen

- Augenübungen: Augenyoga, Augenklopfmassage, Augenmassagen, Ball an der Schnur, chinesische Akupressur, langes Schwingen, Palmieren, Nasenpinsel, Perlenschnurübungen
- Chakrablüten: Juwel der Essenzen, Licht des Herzens, Gelbe Teichrose, Augenwohlsalbe
- Ätherisches Öl: Weihrauch
- Heilkräuter: Schöllkraut, Zinnkraut, Löwenzahn, Ehrenpreis, Wegwarte, Kalmus, Labkraut, Melisse, Süßholz, Lavendel, Fenchel, Gerste
- CDs: »Augentraining bei Kurzsichtigkeit«, »Heilmusik für Augen und Sehkraft«
- Rasterbrille
- Farbpunktur
- Augenakupunktur
- Wirbelsäulenaufrichtung

## WEITSICHTIGKEIT/HYPEROPIE

Die Weitsichtigkeit gehört ebenso zu den Fehlsichtigkeiten des Auges. Hierbei ist die Brechkraft des Auges im Verhältnis zur Augenlänge zu gering. Das Bild entsteht ohne Korrektur und ohne Akkommodation des Auges hinter der Netzhaut. Im ganzheitlichen Augentraining geht man davon aus, dass die innere und äußere Augenmuskulatur für die Weitsichtigkeit verantwortlich sind. Augenübungen können hierbei gut helfen.

## Seelischer Hintergrund

Der Weitsichtige achtet darauf, stets den Überblick zu behalten. Er hat schon früh das Glaubensmuster entwickelt, dass es wichtig ist, ständig alles im Blick zu behalten und auf alles zu achten. Da dies auf Dauer unmöglich ist, muss sich der Körper vor zu viel Input schützen. Dies geschieht durch das Ausblenden der Nähe zugunsten der Fernsicht. Der Körper ist angesichts dessen, was weit weg ist, entspannt und kann den Moment genießen. Kommen die Dinge zu nah, entsteht hingegen Hektik.

### Meditation: Ich kann, aber müssen – nein danke!

Schließe deine Augen, und gehe in Gedanken eine Treppe hinunter. Stufe für Stufe, bis du an einer Tür angekommen bist. Diese Tür ist nicht verschlossen, sondern nur angelehnt. Öffne sie, und gehe hindurch. Du bist in dem Raum dahinter willkommen. Schaue dich um.

**2 Min. Ruhe**

Beim Betrachten des Raums fallen dir Besonderheiten in deiner Nähe auf. Welche sind das?

**3 Min. Ruhe**

Hier liegt einiges Schönes, das angesehen werden möchte. Öffne deinen Blick dafür. Bitte deine Augen liebevoll, die Nähe genau zu erkennen. Schaue einfach, wann immer du möchtest, deine inneren Bilder in der Nähe an, und genieße sie. Öffne deine Augen wieder, wenn dir danach ist.

### Unterstützende Empfehlungen

- Augenübungen: Akkommodationsübungen, Augenyoga, Augenmassagen, chinesische Akupressur, Kopfklopfmassage, Augenklopfmassage, Palmieren, Sonnenübung
- Chakrablüten: Gelbe Teichrose, Augenwohlsalbe, Juwel der Essenzen, Licht des Herzens
- Ätherische Öle: Weihrauch, Zypresse, Lavendel
- Heilkräuter: Schöllkraut, Zinnkraut, Löwenzahn, Wegwarte, Kalmus, Goldrute, Ringelblume, Fenchel, Gerste
- CDs: »Arme zu kurz? Sehtraining hilft«, »Heilmusik für Augen und Sehkraft«
- Augenakupunktur
- Farbpunktur

## HORNHAUTVERKRÜMMUNG/ASTIGMATISMUS

Bei der Hornhautverkrümmung handelt es sich um eine Fehlsichtigkeit, die oft in Kombination mit einer Kurz- oder Weitsichtigkeit vorkommt. Sie kann aber auch allein auftreten. Die Hornhaut ist dabei nicht kugelförmig gewölbt, sondern besitzt zwei Krümmungsradien in einem 90-Grad-Winkel zueinander (zumindest in den meisten Fällen). Obwohl es allgemein heißt, diese Fehlsichtigkeit sei angeboren, können wir Ihnen nur empfehlen, sich damit näher auseinanderzusetzen. Durch unterschiedliche Anspannung von Antagonisten der Augenmuskeln kann die Hornhautverkrümmung ebenso hervorgerufen werden. Diese verformen das Auge und somit die Hornhaut unregelmäßig. Solchen Verspannungen liegt immer ein Seelenthema zugrunde.

## Seelischer Hintergrund

Wer eine Hornhautverkrümmung entwickelt, hatte es nicht immer leicht im Leben, hat vielerlei Hürden und Hindernisse erlebt und überwunden. Das Credo einer Person mit Astigmatismus lautet: »Niemals aufgeben!« Auch wenn alle anderen in einer Situation bereits die Segel gestrichen hätten, kommt ihr dies nicht in den Sinn. Doch im Lauf der Jahre wird sie dadurch so gezeichnet, dass sie doch zunehmend resigniert. Menschen mit Astigmatismus haben immer wieder erfahren müssen, dass der Kampf, den sie führen, niemals zu gewinnen ist. Dadurch sinkt die Lust, ihn weiterzuführen. Da dies aber wider die eigene Natur ist, wird die Sehverschlechterung noch stärker, weil sie niemals aufgeben wollten und dies nun doch tun.

## Meditation: In der Liebe wird alles leichter

Setze dich ganz bequem hin, und schaue aus dem Fenster. Was kannst du erkennen? Was gibt es Spannendes zu sehen? Was fasziniert dich am meisten? Warum?

**3 Min. Ruhe**

Lasse nun einmal all deine Gedanken zur Ruhe kommen. Schließe dazu deine Augen, und denke jeden Gedanken, den du in dir trägst, zu Ende. Jeden einzelnen, bis keiner mehr da ist und Ruhe herrscht.

**9 Min. Ruhe**

Das Sein im Augenblick. Wann war das letzte Mal, dass du keinen Gedanken im Kopf hattest und dich nichts bekümmert hat? Wann hast du zuletzt die Leichtigkeit des Lebens genossen?

**3 Min. Ruhe**

Nun gehe einem einzigen Gedanken nach: Wann war das erste Mal, dass sich bei dir alles nur um Überleben und Durchkämpfen gedreht hat? Wo warst du da? Wer war dabei? Wie alt warst du?

**12 Min. Ruhe**

Das, was damals passiert ist, hatte seine Zeit, doch nun hat es keine Bewandtnis mehr. Es ist vorüber und wird dir so nie wieder geschehen. Daher lasse diese tiefe Wunde nun für immer heilen. Das, was sie mit sich bringt, hat keinen Wert mehr. Gehe in dein Herz, und sei dankbar, dass dein Körper dich all die Zeit über so gut beschützt hat. Lasse liebende Wärme aus deinem Herzen in jede einzelne Zelle deines Seins strahlen, sodass alles heilen kann. Genieße es, diese Wärme und Liebe im gesamten Körper zu spüren.

Öffne deine Augen wieder, wenn dir danach ist.

## Unterstützende Empfehlungen

- Augenübungen: Herzrad, tibetisches Rad, Augenyoga, langes Schwingen, Nasenpinsel, Augenmassagen, Ball an der Schnur
- Chakrablüten: Herzchakra-Essenz, Befreiungsessenz, Auferstehungsessenz, Essenz der Klarheit, Licht des Herzens, Gelbe Teichrose
- Ätherisches Öl: Weihrauch
- Heilkräuter: Schöllkraut, Löwenzahn, Ehrenpreis, Kalmus, Ringelblume, Muskat, Lavendel, Gerste
- CDs: »Augentraining bei Kurzsichtigkeit«, »Heilmusik für Augen und Sehkraft«
- Augenakupunktur
- Farbpunktur

## SCHWACHSICHTIGKEIT/AMBLYOPIE

Auch die Amblyopie gehört zu den Fehlsichtigkeiten des Auges. Dabei handelt es sich um eine herabgesetzte Sehleistung eines oder auch beider Augen. Dies kann viele Ursachen haben, eine reine Augenveränderung oder Begleitsymptom oder Folgesymptom von anderen Erkrankungen sein.

### Seelischer Hintergrund

Auf emotionaler Ebene handelt es sich um einen Konflikt zwischen zwei Lebensweisen, die beide vom Betroffenen geliebt werden, aber völlig konträr zueinander stehen. Auf der einen Seite möchte jemand z. B. etwas erschaffen, was von Wert und großer Bedeutung ist. Auf der anderen Seite steht das Bedürfnis, sich etwas Banalem und Belanglosem hinzugeben – den Moment einfach ungenutzt verstreichen zu lassen, sodass nichts erschaffen wird.

### Meditation: Nimm dein Sein wahr

Schließe deine Augen, und gehe ganz bewusst in dein Herz. Lebe einmal den Augenblick selbst, ohne dich der Arbeit oder dem Belanglosen hinzugeben. Was bleibt dann noch, wenn beides wegfällt?

**6 Min. Ruhe**

Das Sein des Augenblickes selbst. Du, der du da bist. Was noch? Was bleibt über? Was spürst du noch? Welche Frage steht da unbeantwortet im Raum?

**9 Min. Ruhe**

Der Gegensatz zwischen beiden Bedürfnissen existiert gar nicht. Nur, weil du ihn als solchen siehst, zeigt er sich dir so. Es ist beides gut, wie es ist, denn das eine bringt dich in die Entspannung, und das andere erfüllt dich mit Freude. Sieh es als die zwei Seiten einer Medaille, die in deinem Sein eins sind.

**3 Min. Ruhe**

Bitte nun dein Herz, dir das zu zeigen, was diesen Konflikt einst ausgelöst hat. Was dich dahin gebracht hat, wo du heute bist. Schaue es dir in Ruhe ganz genau an.

**16 Min. Ruhe**

Dies war der Grund deines Konfliktes. Da du ihn jetzt kennst, kann er für immer heilen. Nun darf die Wunde, die er verursacht hat, sich auch schließen – für alle Zeit. Genieße dein Sein.

Öffne deine Augen wieder, wenn dir danach ist.

## Unterstützende Empfehlungen

- Augenübungen: Kerzenübung, Sonnenübung, Überkreuzbewegung, liegende Acht, Switching-Übung
- Augenklappe
- Chakrablüten: Licht des Herzens, Gelbe Teichrose, Augenwohlsalbe, Zellessenz, Herzchakra-Essenz
- Ätherische Öle: Zypresse, Weihrauch
- Heilkräuter: Schwedenbitter
- CD: »Heilmusik für Augen und Sehkraft«
- Augenakupunkur
- Farbpunktur

## SCHIELEN/STRABISMUS

Beim Schielen blicken die Augen nicht in die gleiche Richtung. Objekte können nicht beidäugig fixiert werden. Die Folge sind Doppelbilder oder das Ausblenden eines Seheindruckes entweder dauerhaft oder zeitweise. Wenn ein Auge dauerhaft unterdrückt wird, kann es amblyop werden, d. h., die Sehkraft lässt nach und das Auge verkümmert. Räumliches Sehen ist bei dieser Fehlsichtigkeit stark eingeschränkt bis überhaupt nicht möglich. Viele Erkrankungen bringen ein Abweichen eines oder auch beider Augen mit sich. Schielen kann aber auch als reine Fehlsichtigkeit ohne andere Grunderkrankung auftreten.

### Seelischer Hintergrund

Für den Betroffenen ist es schwierig, zu unterscheiden, ob es sich bei dem, was er betrachtet, um ein oder zwei Objekte handelt. Dahinter steckt der Gedanke: »Wie schön wäre es, wenn es zwei davon gäbe.« Schielen tritt häufig im Kindesalter auf. Das rechte Auge repräsentiert den Vater, das linke die Mutter. Gerade Trennungskinder leiden daher häufig unter Strabismus. Auch eine lediglich räumliche Trennung der Eltern kann Schielen hervorrufen. Beim Schielen ist es möglich, gleichzeitig zwei verschiedene Objekte zu sehen bzw. in zwei unterschiedliche Richtungen zu blicken. Mal entstehen Doppelbilder, mal Trugbilder, die das Gehirn kreiert. Wenn der Wunsch danach besteht, dass es z. B. eine Person zweifach gibt, wird der Betroffene möglichst oft versuchen, dieses Doppelbild zu sehen, um sich selbst damit eine Freude zu machen. Kinder, denen ein Elternteil fehlt oder die gern mehr Zeit mit ihren Eltern verbringen würden, wünschen sich z. B., dass es die Mutter doppelt gibt. Wie schön wäre das: Die eine Mama geht arbeiten und erledigt alle Aufgaben, und die zweite Mama ist für das Kind da. Dasselbe gilt natürlich auch für den Vater.

Kinder stört es in der Regel nicht, dass durch das Doppelbild nicht erkennbar ist, wo sich das Objekt, das sie betrachten, befindet, weil das räumliche Sehen ausgeschaltet wird. Erst wenn die Kinder älter werden und Entfernungen gezielter einschätzen müssen, wird das Schielen hinderlich. Die folgende Meditation ist für alle Abweichungen des Auges ratsam, egal, ob Einwärts-, Auswärts- oder Höhenschielen vorliegt. Schielt das rechte Auge, wünscht sich das Kind eher den Vater doppelt, schielt das linke Auge, wünscht es sich in der Regel die Mutter zweimal.

### Meditation: Eins ist der Fokus

Schaue im Raum umher. Ist es wirklich besser, von allem so viel zu haben, egal, ob es schlecht oder gut ist? Nicht entscheiden zu können, ob es eine oder mehrere Sachen sind?

**2 Min. Ruhe**

Schließe deine Augen, und gehe in Gedanken zielgerichtet einen Weg entlang. Ist es nicht wunderschön, auf ihm zu laufen und nur ein Ziel vor sich zu haben? Links und rechts ist alles klar und eindeutig zu erkennen. Folge dem Weg weiter.

**6 Min. Ruhe**

Der Weg führt dich zu einer Hütte. Auf dieser steht »Entzweit«. Du wunderst dich über den Namen und gehst hinein. Drinnen siehst du eine Szene, die du sehr gut kennst. Eine Szene aus deiner Vergangenheit. Schaue sie dir ganz genau an. Was kannst du erkennen? Wo bist du? Wer ist bei dir? Wie alt bist du?

**9 Min. Ruhe**

Dies war ein Tag, an dem du dich bewusst dazu entschieden hast, aus eins zwei zu machen. Doch der Grund von damals hat nun keine Bewandtnis mehr. Daher lasse ihn für immer heilen. Lasse die Wunde, die er hinterlassen hat, völlig ausheilen, sodass du nie wieder aus eins zwei machen musst.
Öffne deine Augen wieder, wenn dir danach ist.

## Unterstützende Empfehlungen

- Augenübungen: Kerzenübung, liegende Acht, Überkreuzbewegung, Switching-Übung, Zauberrohr, 3D-Bilder, Perlenschnur, Fusionsübungen
- Augenklappe
- Chakrablüten: Juwel der Essenzen, Licht des Herzens, Moorfee-Essenz, Venus-Essenz
- Ätherisches Öl: Ylang-Ylang
- CD: »Heilmusik für Augen und Sehkraft«

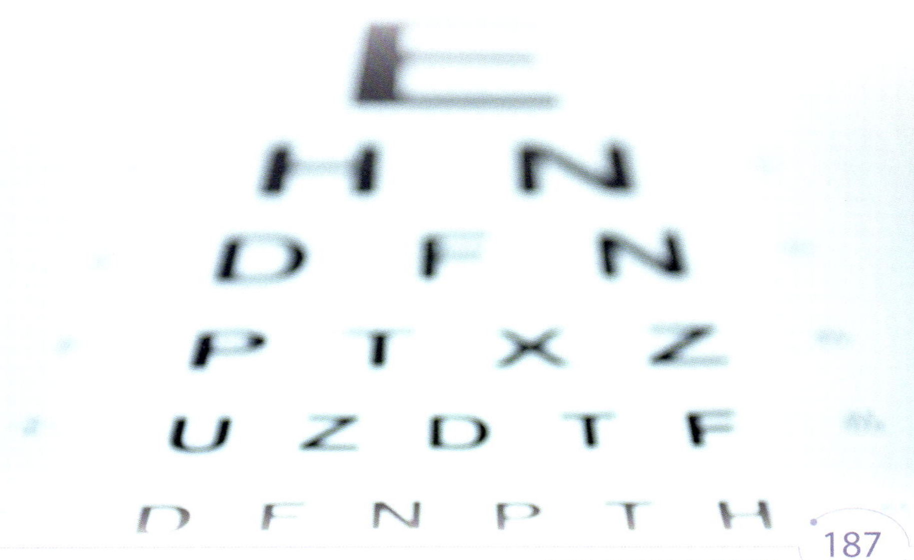

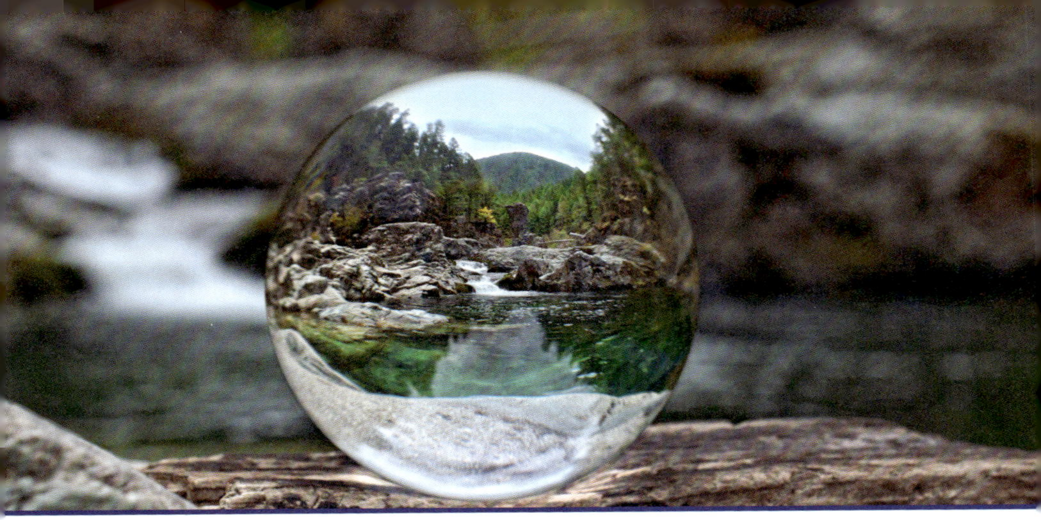

# AUGENERKRANKUNGEN

Viele der im Folgenden dargestellten Erkrankungen der Augen können sowohl als reine Augenkrankheit als auch als Begleitsymptom einer anderen Erkrankung oder eines Syndroms auftreten. Im zweiten Fall ist es sinnvoll, sich sowohl mit dem Augenleiden als auch mit der Grunderkrankung zu beschäftigen. Hierzu empfehlen wir zusätzlich Carolines Buch »Die Augen – das Tor zur Seele«, in dem Sie viele weitere Hintergründe und Übungen finden.

## GRÜNER STAR/GLAUKOM

Der grüne Star gehört zu den allgemeinen Augenerkrankungen und kann ohne jegliche Grunderkrankung auftreten. Er ist aber auch eine Begleiterscheinung vieler Systemerkrankungen. Dabei kommt es zu einem Anstieg des Augeninnendruckes, weil der Abfluss des Kammerwassers blockiert ist. Dies kann zu einer Sehnervschädigung am Austritt der Nervenfasern aus dem Auge führen und damit zu Gesichtsfeldausfällen bis hin zur Erblindung.

## Seelischer Hintergrund

Beim grünen Star liegt ein Konflikt im Unterbewusstsein vor, der lange zurückliegt. Der Betroffene hat, als er noch sehr klein war, etwas gesehen, was er damals nicht verkraften konnte. Es war für die zarte Seele zu viel, und das Kind hätte es auch nicht sehen sollen. Da es nicht damit umgehen kann, hilft ihm der Körper, das Gesehene zu verdrängen und zu löschen. Dies ist eine Art Selbstschutz des Körpers vor der Überforderung. Bei dem Gesehenen handelt es sich in der Regel um ein Ereignis, das geheim bleiben sollte. Der Körper blendet nun zunehmend Gesehenes aus, weil er es für zu gefährlich hält, die Wahrheit ans Licht kommen zu lassen. Erst werden Dinge nur übersehen – vom Gehirn nicht registriert oder nicht weitergegeben. Doch wenn es im Leben noch einmal zu einer ähnlichen Situation kommt, beginnt das Glaukom sich zu entwickeln.
Der Mensch steht außerdem unter hohem Druck. Er setzt sich selbst unter Druck und weiß oft gar nicht, woher das kommt. Kein Wunder, wenn er etwas gesehen hat, was er nie hätte sehen dürfen, und dies nun im Stillen mit sich trägt. Das Auge sorgt für Schutz davor, dass so etwas noch einmal vorkommt, und verschlechtert sein Sehvermögen.

### Meditation: Ich kann mich selbst schützen

Gehe ganz bewusst in dein Herz, und fühle einmal in es hinein. Schließe dabei deine Augen. Was möchte es dir sagen? Höre ganz genau hin: Was sagt es?

**3 Min. Ruhe**

Was hat dein Herz dir gezeigt? Eine schlimme Situation? Einen schönen Moment? Welches Gefühl? Egal, was du gesehen hast, es ist vorüber und wird so nie mehr eintreten. Du hast es überstanden. War es schön – genieße es. War es schrecklich – sei dankbar für deine Kraft. Schlimme Situationen waren immer notwendig, um dich dahin zu bringen, wo du heute bist. Sie haben dich unterstützt, du hast sie alle bestanden und bist daran gewachsen und stärker als zuvor aus ihnen hervorgegangen. Sage daher für jedes schlimme Erlebnis in deinem Leben Danke.

**12 Min. Ruhe**

Du musst keine Angst haben. Vor nichts, was war. Denn alles, was war, hast du gemeistert, und du bist noch immer da. Es war nur in dem Moment schlimm. Nun aber hat es nur die Kraft, die du ihm gibst. Daher ersetze deine Angst durch Liebe.

**7 Min. Ruhe**

Fülle alles mit Liebe, wo die Angst war. Denn Liebe schafft Freiheit und löst. Genieße es, ohne Angst zu lieben. Sei dankbar dafür, dass du wachsen darfst.

Öffne deine Augen wieder, wenn dir danach ist.

## Unterstützende Empfehlungen

- Augenübungen: chinesische Akupressur, Switching-Übung, Augenklopfmassage, Kopfklopfmassage
- Chakrablüten: Licht des Herzens, Gelbe Teichrose, Himmelsohr
- Ätherische Öle: Weihrauch, Lavendel, Wacholder
- Heilkräuter: Schwedenbitter, Zinnkraut, Augentrost, Benediktenwurzel, Schafgarbe, Goldrute, Labkraut, Brennnessel, Lindenblätter, Gerste, Ginster

- CDs: »Heilmusik für Augen und Sehkraft«, »Grüner Star? Grauer Star? Nein, danke!«
- Augenakupunktur
- Farbpunktur

## GRAUER STAR/KATARAKT

Der graue Star zählt, ebenso wie das Glaukom, zu den Augenerkrankungen, die ohne weitere Erkrankungen auftreten können, aber auch eine sehr häufige Begleiterscheinung von zahlreichen Erkrankungen ist. Beim Katarakt trübt sich die Linse des Auges zunehmend ein. Dies führt dazu, dass der Betroffene zunächst wie durch einen grauen Schleier sieht. Nimmt die Starbildung zu, kommt es zu Blendempfindlichkeit bei Sonnenlicht, aber auch im Dunkeln. Die Sehleistung geht zurück und kann durch optische Hilfsmittel nicht verbessert werden. In der Regel wird der graue Star operiert (siehe S. 238). Mittlerweile ist dies eine Routineoperation, die relativ komplikationslos verläuft. Doch was wir in der Regel nicht bedenken, sind die energetischen Folgen für die nächste Inkarnation. Deshalb können Sie – wenn Sie sich bereits für den operativen Eingriff entschieden haben – die Meditation zu dem Thema Operationen (siehe S. 159) durchführen, um ihn energetisch zu bereinigen.

### Seelischer Hintergrund

Mit dem grauen Star zeigt die Seele, dass sich der Betroffene vorwirft, etwas Wichtiges übersehen zu haben. Er gibt sich selbst dafür die Schuld, dass er etwas Offensichtliches nicht wahrgenommen hat, und quält sich selbst mit dem Gedanken, dass er deswegen leiden musste. Auch seine Mitmenschen bestätigen dies durch ähnliche Vorwürfe. Dies ist für den Betroffenen so qualvoll, dass er das Ereignis vergessen möchte. Der Körper möchte den Betroffenen schützen: Solch eine Situation darf es nicht wieder geben. Das vermeintlich Beste, was der Körper tun kann, ist, das Augenlicht zu reduzieren und weniger gut zu sehen. Dieser Konflikt muss gelöst werden, damit die Augen wieder klar werden können.

**Meditation: Warum willst du nicht sehen, was war?**

Schließe deine Augen, und atme ganz tief und ruhig ein und aus. Ein und aus. Entspanne dich bei jedem Einatmen immer mehr. Du wirst entspannter und entspannter. Gehe nun in die Situation, in der du einst etwas Wichtiges übersehen hast. Genau das willst du jetzt anschauen.

**7 Min. Ruhe**

Die Situation ist bei Weitem nicht so schlimm, wie sie dir einst vorkam. Sie hat gar nicht mehr dieselbe Bewandtnis. Damals ist es schlimm gewesen, doch aus der Sicht von heute war es eine Lappalie. Denn mittlerweile hast du weit Schlimmeres überstanden. Es ist nun an dir, diese Wunde heilen zu lassen und sie mit Liebe zu füllen, bis sie verschwindet. Denn so soll es sein. Öffne deine Augen wieder, wenn dir danach ist.

## Unterstützende Empfehlungen

- Augenübungen: Sonnenübung, Farbübungen, Kerzenübung, Palmieren, Switching-Übung, chinesische Akupressur
- Chakrablüten: Licht des Herzens, Herzchakra-Essenz, Gelbe Teichrose, Zellessenz, Augenwohlsalbe, Leberchakra-Essenz
- Ätherische Öle: Rose, Gewürznelke, Lavendel

- Heilkräuter: Schwedenbitter, Schöllkraut, Zinnkraut, Spitzwegerich, Malve, Pfefferkraut, Augentrost, Ringelblume, Raute, Muskat, Melisse, Fenchel, Gerste, Ginster
- CDs: »Grauer Star? Grüner Star? Nein, danke!«, »Heilmusik für Augen und Sehkraft«
- Augenklappe
- Nährstoffmangel beheben
- Augenbäder
- Augenakupunktur
- Farbpunktur
- Farbtherapie

## ALTERSBEDINGTE MACULADEGENERATION (AMD)

Diese Augenerkrankung tritt, ebenso wie Glaukom und Katarakt, als häufige Begleiterkrankung bei vielen Syndromen und anderen Erkrankungen auf. Dabei kommt es im zentralen Bereich des Augenhintergrundes, an der sogenannten Stelle des schärfsten Sehens auf der Netzhaut, zu Zelldegenerationen. Die Sinneszellen werden aufgrund von feuchten oder flüssigen Ablagerungen zwischen Aderhaut und Netzhaut nicht ausreichend mit Nährstoffen versorgt. Der Abtransport von Stoffwechselendprodukten ist ebenfalls gestört. Deshalb degenerieren die Rezeptoren. Häufige Ursache ist das künstliche Licht, dem wir heutzutage viel ausgesetzt sind, v. a. durch Monitore. Die Erkrankung wird unterschieden in die trockene und die feuchte Maculadegeneration. Bei der feuchten Variante besteht die Gefahr eines Gefäßrisses in der Aderhaut, wodurch es zu einer raschen Erblindung kommen kann. Sie ist deshalb sehr gefürchtet. Ich, Caroline, muss sagen, dass ich viele gute Erfahrungen machen durfte, wenn sich von einer Maculadegeneration Betroffene unterstützend mit Heilkräuteranwendungen befasst haben. Bei der trockenen Maculadegeneration sammeln sich feste Schlacken zwischen Aderhaut und Netzhaut. Sowohl bei der feuchten als auch bei der trockenen Variante ist der Augenhintergrund nicht mehr glatt. Betroffene sehen gerade Linien gebogen und leiden zunehmend unter Einbußen der zentralen Sehschärfe, die bis unter 10 Prozent sinken kann.

## Seelischer Hintergrund

Die Augen verändern sich, weil der Betroffene schon vor dem ersten Öffnen der Augen erkannt hat, dass es ein dunkles Geheimnis in der Familie gibt, das keiner wissen darf. Um der Erkrankung positive Impulse entgegenzusetzen, ist es notwendig, dieses Geheimnis zu erkennen und den Ursprung zu finden. Der Ausbruch der Erkrankung gibt lediglich Hinweise darauf, um welches Thema es sich handelt.

### Meditation: Du darfst es sehen

Begib dich in einen für dich angenehm warmen Raum. Schließe deine Augen, und fühle dich wohl und geborgen. Spüre die Wärme um dich herum, wie sie von deinem Körper liebevoll empfangen wird. Wie du eins bist mit allem.

**13 Min. Ruhe**

Diese Verbundenheit mit allem um dich herum kennst du schon von sehr viel früher in deinem Leben. Sehr viel früher. So früh, dass nur dein Unterbewusstsein sich daran erinnert. Du bist ganz klein, winzig klein. Im Bauch deiner Mutter.

Nimm ihren Herzschlag wahr. Die Wärme, die dich umgibt, und ein Geräusch. Folge diesem Geräusch, bis du es ganz genau verstehst.

**15 Min. Ruhe**

Dies ist das Geheimnis, das dich so gespalten hat und deine Sicht beeinträchtigt. Lasse dieses Geheimnis da, wo es hingehört. Bei den Beteiligten. Die Lücke, die es hinterlässt, kannst du mit Liebe füllen. Mit Liebe aus deinem Herzen. Lasse sie aus deinem Herzen in jede einzelne Zelle strahlen.

Öffne deine Augen wieder, wenn dir danach ist.

## Unterstützende Empfehlungen

- Augenübungen: chinesische Akupressur, Augenyoga, Augenmassagen, Augenzwicken, Ball an der Schnur, Kopfklopfmassage, Augenklopfmassage
- Chakrablüten: Rad des Lebens, Gelbe Teichrose, Augenwohlsalbe, Zellessenz, Licht des Herzens
- Ätherische Öle: Gewürznelke, Weihrauch
- Heilkräuter: Schwedenbitter, Schöllkraut, Spitzwegerich, Bärlauch, Frauenmantel, Löwenzahn, Ehrenpreis, Wegwarte, Kalmus, Andorn, Bertram, Muskat, Melisse, Gerste, Ginster
- Augenakupunktur
- Blaulichtschutzbrille
- Farbpunktur

## NACHTBLINDHEIT

Die Nachtblindheit ist eine häufige Begleiterscheinung, sie tritt aber auch als alleinige Augenerkrankung auf. Die Ursachen können vielfältig sein, z. B. eine Retinitis pigmentosa. Es empfiehlt sich, auf die Suche zu gehen, ob noch eine weitere Grunderkrankung oder Begleiterkrankung vorliegt und diese zu bearbeiten.

### Seelischer Hintergrund

Die Nachtblindheit entwickelt sich aus einer Angst vor Gefahren in der Dunkelheit oder im Verborgenen. Diese sitzt so tief, dass die Augen sich extrem verschlechtern. Der Körper will verhindern, dass der Betroffene nachts hinausgehen kann und den vermeintlichen Gefahren ausgesetzt wird. Diese Sorge ist ein altes Gefühl aus einer früher erlebten Situation oder einem Glaubensgebilde. Der Nachtblinde glaubt, es sei viel sicherer, nachts zu Hause zu sein, und deshalb sehen die Augen im Dunkeln nichts.

### Meditation: Tag wie Nacht – ich habe die Macht

Schließe deine Augen, und gehe in dich. Spüre ganz deutlich jede Zelle deines Seins – jede einzelne. Beginne bei deinem Herzen. Gehe über deine Arme und Finger, deine Beine und Zehen hin zu deinem Kopf bis in die Haarspitzen.

**7 Min. Ruhe**

Du bist nun völlig bei dir. Genieße es. Genauso soll es sein. Gehe in Gedanken in die völlige Dunkelheit – in das Ungewisse.

**6 Min. Ruhe**

Was hat das mit dir gemacht? Wo hast du es gespürt? Woher kennst du dieses Gefühl? Wie alt warst du, als du dieses Gefühl zum ersten Mal hattest?

**3 Min. Ruhe**

Dieses Alter stimmt. Was ist damals ganz genau geschehen, wodurch du dieses Gefühl bis heute bewahrst, um dich zu schützen?

**12 Min. Ruhe**

Es war gut, dass dich das Gefühl bis jetzt beschützt hat, doch nun darf es gehen. Sei von Herzen dankbar, dass es da war, und fülle die entstandene Lücke mit Herzensliebe, bis die Wunde heilt und sich für immer schließt.
Öffne deine Augen, wenn du so weit bist.

## Unterstützende Empfehlungen

- Augenübungen: Kerzenübung, Sonnenübung, Sonnen und Blitzen, Augenyoga
- Meridianklopfmassage mit der Affirmation: »Tag und Nacht – ich habe die Macht.«
- Chakrablüten: Gelbe Teichrose, Licht des Herzens, Herzchakra-Essenz, Schutzessenz
- Ätherische Öle: Lavendel, Orange, Zitrone, Ylang-Ylang, Weihrauch, Zedernholz, Geranie, Rose
- Heilkräuter: Schwedenbitter
- CDs: »Heilmusik für Augen und Sehkraft«, »Lass deine Augen berühren«
- Augenakupunktur
- Farbpunktur
- Farbtherapie

## SICCA-SYNDROM

Trockene Augen sind ein großes Problem der heutigen Zeit. Sie können durch PC-Arbeit hervorgerufen werden, aber auch innere Themen zeigen. Beim Sicca-Syndrom kommt es nicht nur zur Rötung der Bindehaut, die Augen sind auch extrem trocken. Dieser krankhafte Feuchtigkeitsmangel des vorderen Augenabschnittes kann schwerwiegende Folgen haben: Die Hornhaut kann sich leichter entzünden, verletzt werden und sich eintrüben. Da Betroffene in keiner Entfernung scharf sehen können und optische Hilfsmittel ebenfalls nicht helfen, drohen eine Arbeitsunfähigkeit (siehe S. 114) und ein Verlust an Lebensqualität.

### Seelischer Hintergrund

Bei dieser Erkrankung geht es um den Selbstwert. Der Betroffene erkennt seinen eigenen Wert nicht an, da er im Leben viel Schlimmes ertragen musste. Er hat viel Negatives und nur wenig Positives erlebt. Daraus schließt er, er sei nichts oder nicht viel wert, und verschließt sich selbst vor der Schönheit und Vielfalt des Lebens.

### Meditation: Sei, wie du bist

Schließe deine Augen, und gehe ganz bewusst in dein Herz. Schaue genau hin, denn das Herz möchte, dass du es wahrnimmst und Zeit mit ihm verbringst. Genieße das Zusammensein mit ihm, denn es ist dein eigenes Herz. Es schlägt nur für dich und ist in jedem Moment für dich da. Nimm dir Zeit.

**9 Min. Ruhe**

Lasse dich von deinem Herzen führen. Es zeigt dir, was es Schönes in deinem Leben gibt. Erfreue dich daran, es wird dir jetzt offenbart.

**3 Min. Ruhe**

Dein Herz kann dir einfach alles zeigen. Alles, worum du es bittest, solange dieser Wunsch der Liebe entstammt. Du bittest dein Herz nun, dir das Schlimmste in deinem Leben zu zeigen. Das, was dich am allermeisten belastet.

**18 Min. Ruhe**

Dein Herz dient dir und weiß alles über dich. Es weiß auch, dass es eine Herausforderung für dich war, diese Situation erneut zu erblicken. Gehe ganz bewusst in dein Herz, und bitte es noch ein letztes Mal für heute um etwas. Es soll heilende, liebende Wärme in jede einzelne Zelle deines Seins entsenden, die die Wunde von einst heilt und für immer verschließt. Öffne die Augen, wenn du möchtest.

## Unterstützende Empfehlungen

- Augenübungen: Blinzeln, Augenyoga, langes Schwingen, Augenumschläge, Augenkompressen, Augenmassagen, chinesische Akupressur
- Meridianklopfmassage mit der Affirmation: »Ich bin ein wertvoller Mensch. Ich betrachte das Leben mit Liebe und Freude.«
- Chakrablüten: Zellessenz, magnetische Essenz, Licht des Herzens, Augenwohlsalbe
- Ätherisches Öl: Teebaum
- Heilkräuter: Augentrost, Malve, Ringelblume, Süßholz
- Augenbäder

## KERATOKONUS

Beim Keratokonus handelt es sich um eine Erkrankung der Augen, die von einer starken unregelmäßigen Hornhautverkrümmung gekennzeichnet ist. Sie kann allein oder als Begleitsymptom auftreten. Durch eine mit ins Leben gebrachte Bindegewebsschwäche kommt es zu einer zunehmenden Verformung der Hornhaut, sie bildet einen Kegel. Dadurch entsteht ein unregelmäßiger, sich ständig verändernder Astigmatismus (siehe S. 180). Die Sicht nimmt dramatisch ab, da die Erkrankung stark fortschreitend verläuft. Problematisch wird es, wenn die Hornhautverkrümmung durch optische Hilfsmittel kaum noch zu korrigieren ist und die Hornhaut im Zentrum so dünn wird, dass sich Risse bilden und daraus trübe Narben entstehen. Dies beeinträchtigt die Sicht enorm.

### Seelischer Hintergrund

Durch das bisherige Leben hat sich der Betroffene ein Glaubenssystem geschaffen, aus dem es schwierig ist auszubrechen. Bislang verlief sein Lebensweg sehr mühsam, ein Problem folgte dem nächsten. Daher fühlt er sich in seiner Verwirklichung behindert. Er ist so damit beschäftigt, seinen Weg immer wieder freizuräumen, dass er das Gefühl hat, niemals aus dieser verfahrenen Situation ausbrechen zu können. Diese Situation hat sich zugespitzt – so wie die Hornhaut. Doch das kann sich ändern. Nur weil es bislang so war, muss es nicht auch weiterhin so sein. Zunächst ist es wichtig, das Glaubensmuster loszuwerden, damit es sich nicht immer wieder selbst verwirklicht. Die schwierigen Umstände haben dafür gesorgt, dass der Mensch enorm gewachsen ist. Das war notwendig, damit er sich selbst verwirklichen kann. Also steht der Selbstverwirklichung nichts mehr im

Weg – außer dem Glauben daran, dass immer neue Hindernisse überwunden werden müssen. Er verhindert, dass der Betroffene sich auf das Kommende ausrichten kann.

### Meditation: Schritt für Schritt

Das Leben kann nur Schritt für Schritt gelebt werden. Ein Überspringen von Zwischenschritten ist unmöglich. Schließe die Augen, und gehe in Gedanken zu einem Augenblick, in dem du einen Schritt überspringen wolltest. Welche Situation fällt dir ein? Wo bist du? Wer ist bei dir? Wie alt bist du?

**9 Min. Ruhe**

Hätte es dir geholfen, den Schritt zu überspringen, dann wärst du daran gewachsen. Doch der Versuch hat dich eher zurückgeworfen, denn du warst noch nicht so weit. Dies hat sich dein Körper gemerkt. Doch nun brauchst du diesen Glauben nicht länger, denn dein Körper hat mittlerweile schon Größeres gemeistert. Er ist nicht mehr so klein und hilflos. Daher bitte ihn, die alte Wunde heilen zu lassen, und sei ihm von Herzen dankbar, dass er dich über all diese Zeit so gut beschützt hat. Sende heilende, liebende, wärmende Energie aus deinem Herzen in diese Wunde und jede einzelne Zelle deines Seins.

**12 Min. Ruhe**

Öffne deine Augen.

## Unterstützende Empfehlungen

- Augenübungen: Herzrad, Astigmatismusrad, Augenyoga, langes Schwingen, Kopfklopfmassage, Augeklopfmassage, Switching-Übung, chinesische Akupressur, Sonnenübung, Sonnen und Blitzen

- Meridianklopfmassage mit der Affirmation: »Schritt für Schritt lebe ich mein Leben und verwirkliche mich.«
- Chakrablüten: Zellessenz, Entspannungsessenz, magnetische Essenz, Rad des Lebens
- Ätherisches Öl: Lavendel
- Heilkraut: Zinnkraut
- Schüßlersalz Nr. 1

## KERATOGLOBUS

Den Keratoglobus kann man sich ähnlich vorstellen wie den Keratokonus mit dem Unterschied, dass sich die Hornhaut nicht in der Mitte kegelförmig nach vorn wölbt, sondern komplett. Durch diese extreme Dehnung ist die Hornhaut verdünnt. Bei dieser mit ins Leben gebrachten Augenerkrankung sind auch die Randbereiche der Hornhaut geschädigt. Häufig liegt zusätzlich eine Kurzsichtigkeit (siehe S. 176) vor.

### Seelischer Hintergrund

Dieser Erkrankung liegt das Erleben eines Vertrauensbruchs zugrunde. Der Betroffene wurde häufig betrogen, weshalb er sich immer mehr vor seinen Mitmenschen verschließt. Misstrauen baut sich auf. Er möchte nicht erneut angelogen werden und den Falschen vertrauen. Diese Einstellung führt dazu, dass die Sicht zunehmend schlechter wird, bis fast gar nichts mehr wahrgenommen werden kann. Daraus resultiert ein innerer Konflikt, denn der Betroffene fühlt sich isoliert, wünscht sich aber nichts sehnlicher als Zugehörigkeit. Doch das fehlende Vertrauen in andere sorgt dafür, dass er lieber in der als sicher empfundenen Einsamkeit bleibt.

### Meditation: Vertraue dir, und höre auf dein Herz

Lege dich ganz bequem hin, und schließe die Augen. Fühle dich von allem getragen, was dich umgibt. Spüre die vollkommene Einheit von Körper, Geist und Seele.

**16 Min. Ruhe**

Diese Einheit ist es, was du benötigst, um anderen Menschen dein Vertrauen schenken zu können. Nur Menschen, die im Einklang mit sich selbst sind, können anderen blind vertrauen, denn ihre innere Stimme warnt sie zuverlässig. Gehe jetzt bewusst in dein Herz, und bitte es, dir zu zeigen, wann du nicht auf deine innere Stimme gehört hast. Die erste Situation, die dir einfällt, ist richtig. Was geschah?

**9 Min. Ruhe**

Diese Wunde von einst darf nun heilen. Sie ist nur dadurch entstanden, dass du dir selbst misstraut und dem Außen Glauben geschenkt hast. Doch nur, wenn das innere Gefühl mit dem Außen übereinstimmt, entspricht etwas deiner Wahrheit. Lasse dein Vertrauen langsam erstarken, indem du dir zunächst selbst wieder mehr vertraust. Lasse Liebe in jede Zelle deines Seins strahlen, um alle vorhandenen Wunden zu heilen. Genieße dies, solange du möchtest. Öffne dann die Augen wieder.

## Unterstützende Empfehlungen

- Augenübungen: Augenyoga, Palmieren, Sonnenübung, Sonnen und Blitzen, langes Schwingen, Herzrad, tibetisches Rad
- Meridianklopfmassage mit der Affirmation: »Ich vertraue mir und höre auf mein Herz.«
- Chakrablüten: Zellessenz, Kelch des Lebens, Licht des Herzens, Herzchakra-Essenz

- Ätherische Öle: Rose, Ylang-Ylang
- Schüßlersalz Nr. 1

### Transplantationen

EXKURS

Wenn sich die Hornhaut eintrübt oder durch Erkrankungen wie den Keratokonus oder den Keratoglobus die Sehbeeinträchtigungen zu groß werden, wird häufig eine Hornhauttransplantation vorgenommen. Es sind fremde Körperzellen, die das Sehen übernehmen. Die innere Botschaft bleibt jedoch weiter bestehen. Transplantationen sind immer schwierig, denn die neuen Organe gehören nicht zu einem selbst. Im Prinzip handelt es sich um lebloses Material, das zwar die physiologischen Aufgaben erfüllt. Die Energie der Zellen aber spricht eine andere Sprache – die des Verstorbenen. Sie können es am Beispiel eines Herzens vielleicht besser verstehen: Ein transplantiertes Herz kann Ihr Blut pumpen, aber aus ihm kann nicht Ihre liebende Energie strahlen. Es ist das Organ der Liebe des Verstorbenen.

## LINSENLUXATION

Bei dieser Erkrankung handelt es sich um die Verlagerung der Augenlinse. Sie kann in die vordere Augenkammer verschoben sein oder auch in den hinteren Bereich des Glaskörpers. Es gibt unterschiedliche Ursachen, z. B. einen Unfall oder einen Schlag auf das Auge, aber auch hohe Kurzsichtigkeit in Kombination mit grauem Star oder ein Tumor im Auge. Die Verschiebung kann aber auch angeboren sein, wenn die Zonulabänder eine Bindegewebsschwäche aufweisen.

Bei großen Augen mit hoher Kurzsichtigkeit, einem fortgeschrittenen grauen Star oder einem Tumor im Ziliarkörper kann eine Linsenluxation spontan auftreten. Das ist z. B. beim Marfan-Syndrom (siehe S. 84), beim Ehlers-Danlos-Syndrom (siehe S. 82) oder beim Walker-Dyson-Syndrom (siehe S. 80) der Fall. Folgen der Linsenverschiebung sind ein hoher, unregelmäßiger Astigmatismus bis hin zu Doppelbildern auf einem Auge sowie ein Glaukom durch eine Blockade des Kammerwasserabflusses. Eine Verschiebung der Linse nach vorn kann zudem dazu führen, dass der Glaskörper nicht mehr fest genug an den Augenhintergrund gedrückt wird, wodurch es zu einer Netzhautablösung kommen kann.

### Seelischer Hintergrund

Die Botschaft der Seele wurde mit ins Leben gebracht. Sie stammt aus einer früheren Inkarnation, in der der Betroffene zu Unrecht gefoltert wurde. Er wurde vielleicht mit einem glühenden Schwert geblendet. Diese Ungerechtigkeit ist in den Körperzellen abgespeichert. Damit sie nicht wieder geschehen kann, ist die Linse so verschoben, dass der Betroffene nicht geblendet werden kann. Die Augenlinse kann das Licht nicht mehr auf die Netzhaut bündeln und diese dadurch verbrennen.

### Meditation: Lasse das Vergangene, wo es hingehört

Schließe deine Augen, und betrachte dein Leben. Woran kannst du dich gut erinnern, woran weniger gut? Gehe dazu immer weiter in der Zeit zurück. Jedes Ereignis liegt weiter zurück als das vorige.

**12 Min. Ruhe**

Gehe bis in die Zeit, als du ganz klein warst, noch ein Baby. Lasse dich dabei von deinem Unterbewusstsein führen. Weiter und weiter zurück, bis in den Bauch deiner Mutter. Und selbst da immer weiter zurück, bis ganz an den Anfang.

**9 Min. Ruhe**

Nun, da du ganz am Anfang bist, lasse dich von deiner Seele noch weiter zurückführen, noch weiter zurück, dahin, wo das Leben liegt, von dem du noch heute gezeichnet bist. Was offenbart sich dir? Wer bist du? Wo bist du? Wann bist du? Warum bist du da?

**16 Min. Ruhe**

Das frühere Leben ist nun für immer vorüber. Es ein letztes Mal zu betrachten, hat dir viel Segen gebracht, denn dadurch kann es nun heilen. Gehe dazu in dein Herz, und lasse Liebe aus ihm in jede einzelne Zelle deines Seins strahlen. Bis in die Finger, die Zehen und die Haarspitzen. Nun darf die Wunde heilen und deine Sicht sich wieder verbessern, so weit, wie es möglich ist.

Öffne die Augen, wenn du dazu bereit bist.

## Unterstützende Empfehlungen

- Augenübung: Palmieren
- Chakrablüten: Rad des Lebens, Herzchakra Essenz, Schutzessenz, Pfad des Willens, Tränendes Herz, Essenz der Wiege des Herzens
- Ätherische Öle: Zypresse, Weihrauch
- Heilkräuter: Zinnkraut, Schwedenbitter
- Schüßlersalze Nr. 1 und Nr. 11

## AUGENMIGRÄNE

Von Augenmigräne spricht man, wenn jemand unter einer vorübergehenden beidseitigen Sehstörung leidet, die von Kopfschmerzen begleitet sein kann. Es kommt zu Augenflimmern, das nicht nur bei geöffneten, sondern auch bei geschlossenen Augen wahrnehmbar ist, Gesichtsfeldausfällen, den sogenannten Skotomen (Es kann auch beides gleichzeitig auftreten, dann spricht man vom Flimmerskotom), Erscheinungen wie umherschwirrenden, durchsichtigen, farbigen Girlanden oder Lichtblitzen. Bei Letzterem kann es sich auch um eine Netzhautablösung handeln, die umgehend augenärztlich behandelt werden muss. In der Regel verängstigt eine Augenmigräne Betroffene sehr, da sie ein Erblinden fürchten. Die Kopfschmerzen tauchen manchmal gleichzeitig auf, können sich aber auch erst im Anschluss an die Sehstörung einstellen. Typischerweise treten die Symptome plötzlich auf und halten einige Minuten an. Die genauen Ursachen sind medizinisch nicht geklärt. Man geht von einer spastisch-atonischen Zirkulationsstörung im Bereich der Sehrinde aus.

Während einer Attacke hilft vielen Patienten eine ruhige, dunkle Umgebung. Auch das Palmieren ist eine Augenübung, die bei Migräne gut hilft, die Augen zu regenerieren.

### Seelischer Hintergrund

Bei der Augenmigräne geht es darum, dass der Betroffene zu viel gesehen hat und eine Pause braucht. Er will einfach nur Ruhe, weil die Außenwelt zu viel Input liefert. Es handelt sich um eine Stressreaktion, die typisch für unsere schnelllebige Zeit ist.

### Meditation: Pause

Schließe deine Augen, und denke ganz bewusst jeden Gedanken zu Ende, der dir in den Sinn kommt. Jeden einzelnen.

**7 Min. Ruhe**

Nun schaffe Leere in deinem Geist. Sage dir: »Morgen denke ich weiter, doch jetzt genieße ich es, nichts zu denken.«

**6 Min. Ruhe**

Öffne nun die Augen wieder. Diese bewusste Pause vom Alltag solltest du dir zweimal am Tag gönnen. Dadurch wird es viel leichter werden, mit den Reizen umzugehen.

### Unterstützende Empfehlungen

- Augenübung: Palmieren
- Meridianklopfmassage mit der Affirmation: »Ich achte den Rhythmus meines Körpers und gönne mir rechtzeitig Ruhe und Pausen.«
- Chakrablüten: Ball of light, Entspannungsessenz, Juwel der Essenzen, Leberchakra-Essenz, Licht des Herzens, magnetische Essenz, Pfad des Willens, Princess-Flower-Essenz, Sunrise-Essenz
- Ätherische Öle: Pfefferminze, Rosmarin, Eukalyptus, Weihrauch, Patchouli, Gewürznelke, Wintergrün, Ylang-Ylang
- Heilkräuter: Schafgarbe, Schwedenbitter, Lavendel, Johanniskraut, Gerste
- CD: »Heilmusik für Augen und Sehkraft«

# LEBER'SCHE KONGENITALE AMAUROSE

Die Leber'sche kongenitale Amaurose ist eine angeborene Funktionsstörung des Pigmentepithels der Netzhaut mit degenerativen Erscheinungen an der Aderhaut der Augen. Sie zählt – wie der Name schon verrät – zu den Erbkrankheiten. Die Betroffenen kommen sehbehindert oder blind zur Welt. Neben der drastischen Sehschärfenminderung mit entsprechenden Gesichtsfeldeinschränkungen treten häufig Nystagmus (siehe S. 87) und Strabismus (siehe S. 185) auf. Weitere Folgen sind herabgesetzte Blendempfindlichkeit und Weitsichtigkeit. Manchmal bildet sich ein grauer Star (siehe S. 191), ein Keratokonus (siehe S. 200) oder Keratoglobus (siehe S. 202).

## Seelischer Hintergrund

Der Betroffene hat etwas gesehen, was ihn angewidert hat. Es gibt mehrere Möglichkeiten hierfür. Die erste: Er wurde in einem früheren Leben verstümmelt und musste dies mit ansehen. So etwas möchte er nicht erneut ansehen, weshalb die Augen gleich von Geburt an kaum funktionstüchtig sind. Eine weitere Möglichkeit: Er hat im Mutterleib etwas gesehen, was ihn ekelte. Es ist möglich, dass es einen verstorbenen Zwilling gab, der dann in seinen Augen das Fruchtwasser verunreinigte. Eine dritte Möglichkeit ist, dass er während der Schwangerschaft oder Geburt wahrgenommen hat, dass die Nabelschnur oder die Plazenta, das Blut oder die Fruchtblase mit dem Fruchtwasser von den werdenden Eltern als eklig empfunden wurden. Dann möchte das Neugeborene nicht mehr sehen. Ihm ist klar, dass diese Dinge lebenswichtig für es sind, und lehnt sie dennoch ab und verschließt die Augen davor.

**Meditation: Schaue hin, und vergiss**

Schließe deine Augen, und genieße es, im Hier und Jetzt zu sein. Genau so, wie es jetzt ist, ist es richtig.

**9 Min. Ruhe**

Gehe nun in Gedanken eine Treppe hinunter, bis du zu einer Tür kommst. Auf dieser Tür steht: »Zutritt verboten.« Öffne die Tür, und schaue dir an, was sich dahinter verbirgt.

**32 Min. Ruhe**

Das, was du gesehen hast, war weder schön noch erstrebenswert. Doch nun bist du groß und erwachsen und kannst es viel besser ertragen als damals. Wisse, dass du schon Schlimmeres gemeistert hast und meistern wirst. Du bist nicht hilflos. Du kannst einfach alles schaffen.

**6 Min. Ruhe**

Genieße diese neue Wahrheit in deinem Leben. Gehe in dein Herz, und lasse es in jede Zelle deines Seins strahlen und dich heilen. Jede Wunde heilt. Genieße das Sein, und öffne die Augen.

### Unterstützende Empfehlungen

- Augenübungen: Augenklopfmassage, Kopfklopfmassage, Augenmassagen, Augenyoga, Sonnenübung, Sonnen und Blitzen, Farbübungen, Augenmotorik, chinesische Akupressur, Farbübungen, liegende Acht, Switching-Übung, Nasenpinsel
- Chakrablüten: Rad des Lebens, Zellessenz, Licht des Herzens, Juwel der Essenzen, Gelbe Teichrose
- Ätherische Öle: Lavendel, Gewürznelke, Pfefferminze
- Heilkräuter: Schwedenbitter
- Augenakupunktur
- Augenklappe
- Farbpunktur

## ZAPFENDYSTROPHIE

Die Zapfen der Netzhaut sind für das Farbsehen, die Stäbchen für das Schwarz-Weiß-Sehen zuständig. Zapfendystrophie zählt zu den erblich bedingten Augenveränderungen und sorgt dafür, dass die Zapfen allmählich absterben. Da diese vorwiegend im Zentrum des Gesichtsfeldes liegen, kommt es zu einer erheblichen Sehschärfenminderung bis hin zu einem Zentralskotom (zentraler Gesichtsfeldausfall) sowie zu Farbenblindheit.

### Seelischer Hintergrund

Jedes Mal, wenn ein Mensch Leid ansehen und ertragen muss, kann dies dazu führen, dass sich die Seele ein Stück weit zurückzieht oder, wie man auch sagt, einen Teil von sich abspaltet. Wenn dies sehr oft passiert, fehlen viele Seelenaspekte. Dies führt dazu, dass der Betroffene zwar sieht – aber das Gesehene von der Seele nicht erlebt wird und er daher nicht darauf reagiert. Dadurch entstehen blinde Flecken, und schließlich kommt es zum Verlust des zentralen Sehens, wenn die Seele des Menschen sich komplett zurückzieht. Wichtig ist, die Seelenanteile wieder zurückzuholen.

### Meditation: Schaue, wie schön!

Schließe deine Augen, und stelle dir die schönste und lebendigste Blumenwiese vor, die es für dich gibt.

**6 Min. Ruhe**

Es ist dir möglich, diese Wiese vollständig und ohne Unterbrechungen zu betrachten, weil es in deiner Vorstellung kein Leid gibt. Schaue dir nun einmal ganz bewusst eine Szene aus deinem Leben an, die dir spontan einfällt.

**7 Min. Ruhe**

Was wollte dir dein Körper zeigen? Was wollte er dir verdeutlichen? Was solltest du dadurch erkennen? Gehe mit diesen Fragen in dein Herz.

**13 Min. Ruhe**

Es vergeht kein Moment, in dem keine Heilung geschieht. Einzig unsere negativen Gedanken hindern uns daran, heil zu werden. Gehe nun in dein Herz, und lasse es in jede einzelne Zelle deines Seins strahlen.
Öffne die Augen wieder, wenn du so weit bist.

## Unterstützende Empfehlungen

- Augenübungen: Farbübungen, Kerzenübung, Augenyoga, Kopfklopfmassage, Augenklopfmassage
- Meridianklopfmassage mit der Affirmation: »Alle meine verlorenen Seelenanteile kehren zu mir zurück.«
- Chakrablüten: Licht des Herzens, Gelbe Teichrose, Augenwohlsalbe
- Ätherische Öle: Gewürznelke, Zypresse, Weihrauch
- Heilkräuter: Schwedenbitter
- CD: »Heilmusik für Augen und Sehkraft«
- Augenakupunktur
- Farbpunktur

## ZAPFEN-STÄBCHEN-DYSTROPHIE

Bei dieser Erberkrankung beginnt das Absterben der Sinneszellen der Netzhaut mit den Zapfen in der Netzhautmitte. Im weiteren Verlauf betrifft die Dystrophie auch die Peripherie der Augen und geht auf die Stäbchen über. Von Anfang an ist die Sehleistung des Auges stark herabgesetzt. Das Zentralskotom (zentraler Gesichtsfeldausfall) kann zum Nystagmus (unwillkürliches Augenzittern) führen. Auch Schielstellungen sind zum Ausgleich der fehlenden Gesichtsfeldmitte möglich. Durch die Fehlstellung fällt das Licht auf Randbereiche der Netzhaut, wodurch es zusätzlich zur Blendempfindlichkeit kommt. Die Erkrankung beginnt mit einer Farbenblindheit und kann mit der völligen Erblindung enden.

### Seelischer Hintergrund

Bereits in der vorangegangenen Inkarnation war der Betroffene blind oder stark sehbehindert. Vielleicht hatte er im Vorleben auch eine Zapfendystrophie, und nun sind auch die Stäbchen betroffen. Besonders schwierig ist diese Augenerkrankung für Menschen zu ertragen, die stark visuell veranlagt sind. Obwohl sich durch die schlechte Sicht die anderen Sinne besser entwickeln, sind sie unglücklich, weil sie sich so sehr gewünscht hatten, in diesem Leben wieder sehen zu können. Auch wenn dies anfangs noch möglich ist, ist sich der Betroffene bewusst, dass die Erkrankung fortschreitet, und versucht deshalb, mit Blicken zu sparen. Er erkennt und deutet so wenig wie möglich, um die Sicht zu schonen – was natürlich auf diese Art und Weise nicht möglich ist. Denn alles, was nicht benutzt wird, wird vom Körper auch nicht optimal versorgt und degeneriert.

## Meditation: Lasse los, was war

Schließe die Augen. Gehe in Gedanken eine Treppe hinunter. Sie führt dich an den verschiedenen Türen vorbei. Alle diese Türen sehen interessant aus, doch du möchtest noch keine öffnen, bevor du nicht auch die letzte von ihnen gesehen hast. Daher gehst du immer weiter die Treppe hinunter.

**2 Min. Ruhe**

Als du unten angekommen bist, weißt du ganz genau, zu welcher Tür du zurückgehen möchtest, um sie zu öffnen.

**1 Min. Ruhe**

Als du sie erreichst, willst du sie öffnen, doch sie ist fest verschlossen. Gehe in dein Herz, und bitte es, dir den Schlüssel dafür zu geben. Dein Herz ist dazu bereit.

**6 Min. Ruhe**

Du hast den Schlüssel erhalten und gehst zu der Tür, öffnest sie und gehst dann langsam und bedächtig hindurch. Du schaust dich um.

**2 Min. Ruhe**

Du kennst diesen Raum ganz genau. Er zeigt dir eine Szene deiner Vergangenheit. Was zeigt er dir? Wie alt bist du? Wer ist bei dir? Wo bist du?

**19 Min. Ruhe**

Du gehst wieder aus dem Raum hinaus und lässt diese Tür jetzt offen. Denn das, was dahinter ist, muss nicht länger weggeschlossen werden. Es bereitet dir keine Angst mehr. Im Gegenteil, du schöpfst Mut daraus, denn mittlerweile hast du weit Schwierigeres und Furchterregenderes gemeistert. Du gehst in dein Herz und sagst ihm dies. Es freut sich und bittet dich, die Wunde von einst mit Liebe zu füllen. Dadurch kann sie für immer heilen.

**3 Min. Ruhe**

Öffne deine Augen, wenn dir danach ist.

### Unterstützende Empfehlungen

- Augenübungen: Farbübungen, Augenmassagen, Augenklopfmassage, Kopfklopfmassage, Switching-Übung, Überkreuzbewegung, Sonnenübung, Sonnen und Blitzen, Augen-Qi-Gong, Lebensmudra
- Meridianklopfmassage mit der Affirmation: »Ich lasse alles los, was mein Augenlicht einschränkt.«
- Chakrablüten: Licht des Herzens, Gelbe Teichrose, Augenwohlsalbe
- Ätherische Öle: Zypresse, Weihrauch
- Heilkräuter: Schwedenbitter, Augentrost
- CDs: »Augentraining bei Kurzsichtigkeit«, »Heilmusik für Augen und Sehkraft«
- Augenakupunktur
- Farbpunktur

## CHOROIDEREMIE

Bei der Choroideremie handelt es sich um eine angeborene Erkrankung mit fortschreitender Atrophie der Aderhaut. Sie betrifft häufiger Männer und führt bei ihnen zur Erblindung. Bei Frauen bewirkt sie lediglich geringe Pigmentveränderungen am Augenhintergrund. Bei Männern verläuft eine Choroideremie stark fortschreitend, Aderhaut, Netzhaut und Pigmentepithel der Netzhaut verkümmern. Ein erstes Anzeichen ist Nachtblindheit. Später kommt es zu einem ringförmigen Skotom (Gesichtsfeldausfall), und letztlich nimmt die Sehschärfe drastisch ab.

## Seelischer Hintergrund

Alle Menschen, die Natur, die Erde verändern sich stetig. Seelen inkarnieren als Menschen und gehen wieder, bevor der Zyklus von vorn beginnt. Dieses Werden und Vergehen ist unendlich. Die Seele speichert alle Erfahrungen ab, die jemals gemacht wurden. Auch alle Sinneserfahrungen – also auch das Gesehene. Diese Fülle an Informationen ist zu groß, um ständig im Bewusstsein präsent zu sein. Deshalb werden die älteren Erinnerungen im Unterbewusstsein verwahrt. Bei einer Choroideremie ist das anders: Die neuen Seheindrücke werden nicht richtig verarbeitet, weil das Alte noch zu präsent ist. Doch der jetzige Moment sollte nie hinter Vergangenes gestellt werden.

### Meditation: Jetzt

Schließe deine Augen, und genieße den jetzigen Moment. Er ist einzigartig. Atme nun ganz bewusst ein und aus. Ein und aus. Begib dich in Gedanken in das Gestern. Was gab es da alles zu sehen?

**7 Min. Ruhe**

Begib dich nun in eine vergangene Erfahrung, die dir zu dem Thema »immerdar« einfällt. Was siehst du? Schaue es dir genau an.

**18 Min. Ruhe**

Du verstehst jetzt, warum das Geschehene so war, wie es war. Lasse die Vergangenheit da, wo sie hingehört. Ihr Wirken ist vorüber.

**6 Min. Ruhe**

Genieße es, die Eindrücke im Jetzt wahrzunehmen. Öffne deine Augen, wenn du so weit bist.

### Unterstützende Empfehlungen

- Augenübungen: Augenyoga, Kopfklopfmassage, Augenklopfmassage
- Meridianklopfmassage mit der Affirmation: »Das Neue braucht seinen Platz. Ich lebe von nun an im Jetzt. Ich nehme die neuen Eindrücke wahr.«
- Chakrablüten: Zellessenz, Rad des Lebens
- Ätherisches Öl: Zypresse
- Heilkräuter: Schwedenbitter
- CD: »Heilmusik für Augen und Sehkraft«
- Augenakupunktur
- Farbpunktur

## RETINITIS PIGMENTOSA

Bei der Retinopathia oder Retinitis pigmentosa handelt es sich um eine degenerative Erkrankung, durch die die Rezeptoren der Netzhaut zerstört werden. Viele Erkrankungen, v. a. zahlreiche Syndrome, werden von dieser Augenerkrankung begleitet. Schulmedizinisch wird sie als Erbkrankheit betrachtet. Bei diesem Thema ist es wichtig, zu verstehen, dass wir uns unsere Eltern aussuchen, um den bestmöglichen Körper für das, was wir hier auf Erden lernen wollen, zu bekommen. Wenn die nötigen Erfahrungen mit einer Retinitis pigmentosa gemacht werden dürfen, sucht sich die Seele selbstverständlich Eltern aus, die diese Gene weitertragen können.

Es gibt eine weitere Form dieser Erkrankung, die Pseudoretinitis pigmentosa oder Phänokopie. Sie liegt vor, wenn bislang niemand in der Verwandtschaft eine Retinitis pigmentosa gezeigt

hat und die entsprechenden Gene keinen Defekt aufweisen. Sie entsteht infolge toxischer Schäden der Netzhaut, z. B. durch Thioridazin oder Chloroquin. Thioridazin ist ein Arzneistoff aus der Gruppe der Neuroleptika, der als Antipsychotikum eingesetzt wird. Chloroquin wird zur Therapie von und Chemoprophylaxe gegen Malaria verwendet. Es findet auch bei der Behandlung von rheumatischen Erkrankungen Einsatz (z. B. von rheumatoider Arthritis, Lupus erythematodes, Porphyria cutanea tarda und extraintestinaler Amöbiasis).
Das Absterben der Rezeptoren vollzieht sich in der Regel von der Peripherie zum Zentrum und betrifft deshalb zuerst die Stäbchen, die für das Schwarz-Weiß-Sehen zuständig sind. Da sie v. a. nachts zum Einsatz kommen, äußert sich die Erkrankung zunächst in einer Nachtblindheit. Im weiteren Verlauf engt sich das Gesichtsfeld des Betroffenen immer weiter ein, ein Tunnelblick entsteht. Mit zunehmender Erkrankung sieht er wie durch eine Röhre und kann sich daher schlecht orientieren, v. a. in einer fremden Umgebung. Letztlich kann die Degeneration so weit fortschreiten, dass es zur vollständigen Erblindung kommt.

Symptome im Überblick:

- Beeinträchtigung des Farbsehens
- Blendempfindlichkeit
- Nachtblindheit
- schlechte Umstellung des Auges auf unterschiedliche Lichtverhältnisse
- Störung im Kontrastsehen
- Tunnelblick, konzentrische Einschränkung des Gesichtsfeldes
- Verlust der Sehfähigkeit bis zur kompletten Erblindung
- Visusverringerung

Viele Menschen, die unter Retinitis pigmentosa leiden, haben weitere körperliche Einschränkungen. Diese werden unter den Syndromen aufgeführt. Hier ein kleiner Überblick:

- Alport-Syndrom (siehe S. 62)
- Bardet-Biedl-Syndrom (siehe S. 91)
- NBIA-Syndrom (siehe S. 53)
- Refsum-Syndrom (siehe S. 48)
- Saldino-Mainzer-Syndrom (siehe S. 64)
- Usher-Syndrom (siehe S. 106)

Sie können die Seelenbotschaften dieser Syndrome an den entsprechenden Stellen im Buch nachlesen. Es bietet sich an, die Meditationen für Retintitis pigmentosa und das einhergehende Syndrom im Wechsel durchzuführen.

## Seelischer Hintergrund

Menschen mit Retinits pigmentosa halten an der Vergangenheit fest, wodurch der Fluss der Zeit unterbrochen wird. Das, was eigentlich schon längst vorüber sein sollte, ist immer noch im Fokus. Die Gegenwart und die Zukunft spielen keine große Rolle, doch das Vergangene wird festgehalten. Fest im Blick. Die Augen bekommen daher nie Zeit, sich auszuruhen. Durch diese Anstrengung werden sie allmählich immer schwächer, können sich aber auch wieder bessern. Alles, was sich in eine Richtung bewegt, kann sich auch in die andere bewegen.

## Meditation: Lasse los

Setze oder lege dich bequem hin. Wenn du etwas im Außen wahrnimmst, folge dem Geräusch. Schließe deine Augen, und konzentriere dich ganz auf den Moment – eben so, wie er gerade ist. Das, was war, kann ruhen. Das Jetzt zählt. Spüre nun in deinen Körper hinein, wie er sich wo anfühlt, und folge dem Gefühl, das dich am stärksten anzieht. Deine Aufmerksamkeit wird vom Körper geleitet. Lasse dir von ihm deine Wunde zeigen.

**5 Min. Ruhe**

Dieser Schmerz gehört in die Vergangenheit, doch die Wunde konnte und durfte nicht heilen. Bis jetzt. Erlaube dir nun, diese Wunde zu heilen. Lasse das Vergangene vergangen sein. Ziehe den Splitter aus der Wunde, sodass sie sich schließen kann. Danke deinem Körper dafür, dass er dich so gut beschützt und davor bewahrt hat, wieder solch eine Verletzung zu erleiden. Doch nun ist es an der Zeit, dass die alte Wunde heilt und dein Blick frei wird für Neues. Gehe dazu in dein Herz, und lasse Liebe aus ihm strahlen.

**1 Min. Ruhe**

Dieses Gefühl soll nun von deinem Herzen weiter in deinen Körper ziehen, bis in die Finger, die Zehen und die Haarspitzen. Spüre, wie wohltuend das ist.

**5 Min. Ruhe**

Bedanke dich bei deinem Körper für seine wunderbare Arbeit. Öffne die Augen, wenn dir danach ist.

### Unterstützende Empfehlungen

- Augenübungen: Peripherieübungen, Ziehharmonika, Palmieren, Sonnenübung, Kerzenübung, Switching-Übung, liegende Acht, Farbkarten, Gesichtsfeldkitzeln
- Chakrablüten: Zellessenz, Augenwohlsalbe, Licht des Herzens, Gelbe Teichrose, Rad des Lebens
- Ätherische Öle: Zypresse, Zitronengras, Immortelle, Wacholder, Pfefferminze, Lavendel, Sandelholz, Weihrauch
- Heilkräuter: Schwedenbitter, Bärlauch, Waldmeister, Ehrenpreis, Wegwarte, Kalmus, Ringelblume, Brennnessel, Bertram, Andorn, Süßholz, Sellerie, Lindenblüten, Rebensaft, Ginster
- CDs: »Heilmusik für Augen und Sehkraft«, »Lass deine Augen berühren«

## ANIRIDIE

Die Aniridie ist eine seltene angeborene Augenerkrankung. Bei den Betroffenen fehlt meist beidseitig die Regenbogenhaut. Häufig ist damit auch eine Fehlentwicklung der Netzhaut und der Stelle des schärfsten Sehens verbunden, wodurch die Sehleistung reduziert ist. Es gibt auch partielle Aniridien, bei denen die Sehkraft manchmal noch relativ gut ist. Ein Begleitsymptom kann eine trübe Hornhaut sein. Durch die schlechte Sehleistung kommt es zudem häufig zu Fehlstellungen der Augäpfel (Schielen). Da die Augen wenig Informationen an das Gehirn liefern, werden diese nicht richtig verarbeitet, wodurch eine Einschränkung des Gesichtsfeldes eintritt. Die Aniridie wird häufig von weiteren gesundheitlichen Problemen bzw. Entwicklungsstörungen begleitet. Auch die Augen leiden an Folgebeschwerden des fehlenden Irisgewebes. Es treten Augenerkrankungen wie Nystagmus, grauer Star, grüner Star, Gewebsschwund an der Stelle des schärfsten Sehens, Ablösung der Augenlinse (Linsenluxation) sowie diverse Hornhaut- und Sehnerverkrankungen auf. Arbeiten Sie nach und nach alle Seelenthemen durch, die Sie persönlich betreffen.

In Verbindung mit weiteren Erkrankungen spricht man von Syndromen:

- Aniridie-Patellaaplasie-Syndrom (siehe S. 66)
- Aniridie-Ptosis-Intelligenzminderung-familiäre Adipositas-Syndrom (siehe S. 68)
- Rieger-Syndrom (siehe S. 72)
- Sommer-Rathbun-Battles-Syndrom (siehe S. 74)
- Walker-Dyson-Syndrom (siehe S. 80)
- Wilms-Tumor-Aniridie-urogenitale Anomalien-Intelligenzminderung-Syndrom (WAGR-Syndrom) (siehe S. 76)

Da die Iris den Lichteinfall in das Augeninnere reguliert, sind Aniridie-Erkrankte meist sehr lichtempfindlich. Eine Abhilfe kann durch getönte Brillen oder Irisprintlinsen (bis auf die Pupillenaussparung undurchsichtige Kontaktlinsen mit einer aufgemalten Iris) geschaffen werden.

## Seelischer Hintergrund

Menschen, die ohne Iris geboren werden, haben im Vorleben Schlimmes ertragen müssen. Sie möchten diese Ereignisse für alle Zeit vergessen. Dazu müssen sie die Wunde jedoch noch einmal ansehen, wovor sie sich fürchten, weil sie davon ausgehen, dies nicht ertragen zu können. So verschlechtern sich die Sicht und die komplette Wahrnehmung, weil sich die Betroffenen aus

Selbstschutz isolieren. Dadurch jedoch wird auch die alte Wunde bewahrt. Es wäre wichtig, das mit ins Leben gebrachte Thema aufzuarbeiten, damit es heilen kann. Hierfür muss der Betroffene kleine Schritte zurück in die Gemeinschaft gehen. Immer so weit, wie es gerade möglich ist, ohne sich zu überfordern. Der Körper kann nur heilen, wenn der Mensch ihm positive Impulse gibt. Die Ursachen der angeborenen Aniridie haben mit vergangenen Leben zu tun. Es gab zu verschiedenen Zeiten Foltermethoden, bei denen den Bestraften die Augen ausgestochen oder mit glühenden Schwertern versengt wurden. Auch das Starstechen, das früher angewandt wurde, um den grauen Star zu behandeln, führte zu Verletzungen der Iris, die sich im jetzigen Leben in einer Aniridie oder Teilaniridie ausdrücken können. Solche Foltermethoden und traumatischen Eingriffe führen dazu, dass die Menschen sich in diesem Leben zurückziehen. Sie wollen sich übertrieben schützen, auch wenn es heute sehr unwahrscheinlich ist, dass ihnen Ähnliches widerfährt. Die damaligen Täter bekommen diese Erkrankung übrigens nicht, sondern nur die Opfer und manchmal die Zuschauer.

Die Frage, die sich stellt, ist: Kann auch bei einer angeborenen Erkrankung eine positive Wirkung erzielt werden? Alles, was von selbst kommt, kann auch von selbst wieder gehen. Jede Erkrankung, die ohne Zutun entstanden ist, kann also heilen. Und auch, was verursacht wurde – wie im Fall der Aniridie, denn die Verletzung wurde dem Menschen ja in einem früheren Leben zugefügt –, kann Heilung erfahren, nur ist dies mit mehr Aufwand verbunden. Es gibt einige Möglichkeiten, den Körper dabei zu unterstützen. Meditation und Gebet sowie die Bitte an das Göttliche um Heilung unterstützen den Prozess sehr gut.

Die Augenübung Palmieren ist wichtig bei dieser Erkrankung, denn die Augen brauchen viel Dunkelheit. Dezent farbiges Licht kann eine Hilfe sein. Dunkelbrillen sind auch sinnvoll. Für den Betroffenen ist es entscheidend, dass er ein geborgenes und beschützendes Umfeld hat, in dem er sich sicher fühlt. Sich in einen ähnlichen Raum wie den Mutterleib zu begeben – z. B. einen Floating-Tank –, hilft dem Körper, sich zu regenerieren und neue Iriszellen zu bilden.

### Meditation: Dein Körper ist dein Freund

Schließe deine Augen, und achte ganz bewusst auf deinen Atem. Atme ein und aus. Immer tiefer. Atme noch tiefer ein und aus. Spüre, wie die Luft deinen Körper füllt und danach wieder verlässt. Nimm wahr, wie die eingeatmete Luft in deinen gesamten Körper strömt – in jede einzelne Zelle.

**2 Min. Ruhe**

Spüre den Schlag deines Herzens. Sein Pochen. Es schlägt nur für dich. Empfinde tiefe Dankbarkeit für dein Herz und jeden einzelnen Herzschlag.

**5 Min. Ruhe**

Danke deinem gesamten Körper. Jeder Teil deines Körpers ist für dich da, und zwar nur für dich. Alles dient dir, schützt und behütet dich. Und es erträgt auch alles für dich. Sei deinem Körper dafür von Herzen dankbar.

**3 Min. Ruhe**

Liebe dich selbst. Dadurch wird dich das Außen zunehmend als positiven Menschen wahrnehmen, der so, wie er ist, richtig ist. Liebe den Gedanken, so zu sein und vom Außen dafür anerkannt zu werden.

**2 Min. Ruhe**

Öffne deine Augen, wenn dir danach ist.

## Unterstützende Empfehlungen

- Augenübungen: Palmieren, Farbkarten
- Meridianklopfmassage mit der Affirmation: »Ich liebe mich so, wie ich bin. Mein Körper ist mein Freund«, oder: »Ich lasse die Last der Vergangenheit los und heile meine Wunden mit Liebe.«
- Chakrablüten: Licht des Herzens, Gelbe Teichrose, Augenwohlsalbe, Zellessenz, Herzchakra-Essenz
- Ätherische Öle: Rose, Zimt, Thymian
- Heilkräuter: Frauenmantel, Hirtentäschel, Schwedenbitter

# MORBUS BEST

Beim Morbus Best handelt es sich um eine Augenerkrankung durch Maculadystrophie. Sie wird schulmedizinisch zu den Erbkrankheiten gezählt. Die Augenveränderungen beginnen häufig schon in der Kindheit. Bei einer Maculadystrophie ist die Stelle des schärfsten Sehens betroffen. Durch die Degeneration der Sinneszellen im zentralen Gesichtsfeld kommt es zu drastischen Sehschärfeminderungen. Auch die Farbwahrnehmung ist gestört. Im schlimmsten Fall kommt es zu einem Zentralskotom (Gesichtsfeldausfall im zentralen Bereich).

## Seelischer Hintergrund

Der Mensch ist ein Teil der Schöpfung, die ihre eigenen Rhythmen und Zyklen hat. Hierzu gehören auch die verschiedenen Lebensphasen, die wie Stufen letztlich zum Ziel führen. Jede Erfahrung möchte erlebt werden, keine kann übersprungen werden, auch wenn dies manchmal schmerzvoll ist. Menschen mit Morbus Best würden am liebsten das Leid auslassen, eine Stufe einfach überspringen. Doch das ist im Leben nicht möglich. Wir können Erfahrungen nicht abkürzen oder beschleunigen, denn die Schöpfung selbst gibt das Tempo vor. Deshalb muss der Betroffene wieder lernen, nach dem ursprünglichen Rhythmus zu leben, nach dem Zyklus des Seins, und dabei die Augen offen zu halten. Aus allen Erfahrungen kann etwas gelernt werden, und letztlich dienen sie dem Wachstum der Seele.

### Meditation: Gehe stetig und im Einklang

Zu sein, ist nicht schwer. Schließe deine Augen, und atme ein … aus … ein … aus … ein … aus. Höre, was sich dir offenbart. Rieche, was dich umgibt.

**12 Min. Ruhe**

Dies ist Sein. Du kannst nichts schneller hören. Du kannst nichts schneller riechen. Genieße das Sein. In jedem Moment einen Moment lang.

**2 Min. Ruhe**

Nimm dir die Zeit, die dein Körper braucht, und du kannst dein Leben Stück für Stück wieder besser wahrnehmen und genießen. Öffne deine Augen, wenn du so weit bist.

## Unterstützende Empfehlungen

- Augenübungen: Augenyoga, Augen-Qi-Gong, Augenklopfmassage, Augenmassagen, Kopfklopfmassage, Palmieren, Sonnenübung
- Meridianklopfmassage mit der Affirmation: »Ich bin im Einklang mit dem Zyklus des Lebens.«
- Chakrablüten: Licht des Herzens, Herzchakra-Essenz, Zellsalbe, Augenwohlsalbe, Gelbe Teichrose

- Ätherische Öle: Gewürznelke, Zypresse, Weihrauch, Zitronengras
- Heilkräuter: Schwedenbitter, Schöllkraut, Spitzwegerich, Bärlauch, Frauenmantel, Löwenzahn, Ehrenpreis, Wegwarte, Kalmus, Bertram, Gerste, Fenchel
- Nährstoffmangel beheben

## EPIRETINALE GLIOSE

Diese Augenerkrankung geht mit Veränderungen am Augenhintergrund einher. Dabei bildet sich auf der zentralen Stelle der Netzhaut eine Membran. Diese zusätzliche Haut zieht sich zusammen und nimmt dabei die Netzhaut mit, wodurch sie kleine Falten bildet. Die Sicht wird verzerrt, und die Sehleistung sinkt sehr stark.

### Seelischer Hintergrund

Menschen mit dieser Augenerkrankung haben Probleme, zu verzeihen. Sie können schlecht akzeptieren, dass Menschen nicht perfekt sind und daher Fehler begehen. Es gehört zum Menschen, dass er sich entschuldigen und verzeihen kann. Von epiretinaler Gliose Betroffene wollen das nicht wahrhaben. Dies bedeutet jedoch auch, sich vor der Menschlichkeit zu verschließen. Dadurch zieht sich auch der Blick zurück, erst nur ganz leicht, im weiteren Verlauf jedoch sehr rasant. Denn die Augen wollen und können Fehler nicht ertragen.

### Meditation: Bitte verzeihe

Schließe die Augen, und gehe in deinem Leben zurück. Schritt für Schritt. Wo gibt es Momente, in denen du verbittert warst und etwas nicht verzeihen konntest? Wann wurde dir etwas nicht verziehen?

**7 Min. Ruhe**

Gehe zu der Situation, die dir am deutlichsten im Sinn geblieben ist, und schaue sie dir noch einmal ganz genau an.

**19 Min. Ruhe**

Verzeihe denen, die dir nicht verzeihen konnten, und sende ihnen deine Liebe. Verzeihe allen, denen du bislang noch nicht verziehen hast. Was ändert sich in deinem Herzen dadurch? Was sagt dir dein Herz darüber, wie dein Leben anders verlaufen wäre, wenn du nicht nachtragend gewesen wärest?

**12 Min. Ruhe**

Öffne nun deine Augen. Genieße es, dankbar zu sein, und bitte um Verzeihung, wenn es angebracht ist.

## Unterstützende Empfehlungen

- Augenübungen: Augenyoga, Switching-Übung, Augenklopfmassage, Kopfklopfmassage, Augenmassagen, chinesische Akupressur
- Merdianklopfmassage mit der Affirmation: »Ich verzeihe, und mir wird verziehen.«
- Chakrablüten: Zellessenz, Augenwohlsalbe, Herzchakra-Essenz, Gelbe Teichrose, Befreiungsessenz
- Ätherische Öle: Gewürznelke, Zypresse
- Heilkräuter: Schwedenbitter
- CDs: »Heilmusik für Augen und Sehkraft«, »Lass deine Augen berühren«
- Nährstoffmangel beheben

# CORNEA GUTTATA/ FUCHS-ENDOTHEL-/-EPITHELDYSTROPHIE

Bei dieser Augenerkrankung kommt es zu einer warzenartigen Verdickung der vierten Hornhautschicht, der Descemet'schen Membran. Auch die fünfte Hornhautschicht ist betroffen und degeneriert zunehmend. Wenn diese innerste Schicht Defekte aufweist, gelangt Kammerwasser in die Hornhaut, und diese quillt auf. Die Flüssigkeit gelangt ins Stroma bis zum Hornhautepithel, der vordersten Schicht der Hornhaut. Diese übernimmt etwa 70 Prozent der Lichtbrechung des Auges. Je glatter sie ist, desto besser ist das Bild. Quillt sie bei dieser Erkrankung unregelmäßig auf, werden die Zellen beschädigt. Das Stroma verliert seine gleichmäßige Anlagerung der Collagenfasern und trübt sich ein. Die Abbildung auf der Netzhaut wird dadurch enorm gestört. Kein optisches Hilfsmittel kann hier helfen.

## Seelischer Hintergrund

Die Seele ist ewig, inkarniert aber immer wieder neu in eine endliche Form. In diesem unendlichen Prozess des Werdens und Vergehens kommt es zu unzähligen Sinneseindrücken, die für den Verstand nicht zu begreifen sind. Der Widerspruch, dass die Seele ewig lebt, das Leben jedoch vergänglich ist, führt beim Betroffenen dazu, dass das Gesehene nur noch schemenhaft erkannt wird.

### Meditation: Sieh doch nur

Schließe deine Augen, und schaue dir für 5 Minuten einmal alles an, was dich beschäftigt. Einfach alles.

**5 Min. Ruhe**

Nun lasse deine Gedanken schweifen – hin zu neuen Horizonten, die du noch erreichen möchtest.

**7 Min. Ruhe**

Ist es wirklich ein Widerspruch, dass die Zeit vergeht, aber der Moment ewig ist? Es ist kein Widerspruch, denn im Moment vergeht schon die Zeit, nur sein Wirken ist ewig.
Öffne nun deine Augen.

## Unterstützende Empfehlungen

- Augenübungen: Augenyoga, Sonnenübung, Switching-Übung
- Meridianklopfmassage mit der Affirmation: »Die Zeit vergeht, der Moment ist ewig.«
- Chakrablüten: Zellessenz, Rad des Lebens, Herzchakra-Essenz
- CDs: »Heilmusik für Augen und Sehkraft«, »Lass deine Augen berühren«

## NERVUS-OPTICUS-ATROPHIE

Diese degenerative Augenerkrankung des Sehnervs äußert sich im Schwund von Nervenzellen und führt bis zur Erblindung. Es gibt verschiedene Ursachen dafür, z. B. einen erhöhten Hirndruck nach einem Schlaganfall oder ein Glaukom (erhöhter Augeninnendruck). Aber auch eine Sehnerventzündung, eine verminderte Durchblutung oder eine Kompression des Sehnervs kann zur Degeneration führen. Ebenso können Tumore, Giftstoffe und Alkohol den Sehnerv schädigen. Bei einer Reihe von Syndromen gehört eine Optikusatrophie zu den Hauptmerkmalen. Der Betroffene leidet unter Gesichtsfeldausfällen, einem Verlust der Sehschärfe bis hin zur Blindheit, gestörter Farbwahrnehmung und Problemen bei unterschiedlichen Lichtverhältnissen.

### Seelischer Hintergrund

Menschen mit dieser Augenerkrankung haben Schönes erlebt. Die Ereignisse waren so schön, dass sie sie festhalten möchten. Doch das ist nicht möglich, denn alles ist vergänglich. Wenn jedoch der Fokus auf der Vergangenheit liegt, kann nichts Neues verarbeitet werden. Die Sicht ist blockiert, und der Sehnerv degeneriert dadurch.

### Meditation: Lass es gehen

Schließe deine Augen, und lasse los. Lasse den ganzen Tag einfach hinter dir, so, wie er war. Achte dazu ganz bewusst auf deine Atmung und dein Sein im Jetzt.

**6 Min. Ruhe**

Schüttle nun die ganze Woche von dir ab. Achte auch dazu ganz bewusst auf deine Atmung und dein Sein.

**9 Min. Ruhe**

Lasse nun den Moment los, der dir als Erstes in den Sinn kommt, wenn du daran denkst, was du niemals vergessen möchtest. Frage dich einfach: Was möchtest du auf gar keinen Fall vergessen und für immer im Blick behalten?

**13 Min. Ruhe**

Erlaube diesem Bild, das du gerade im Blick hattest, in dein Herz zu wandern, und behalte es für immer dort. Dein Herz ist dafür da, Erinnerungen zu bewahren. Sende die Bilder aus deinen Augen in dein Herz, und lasse die Liebe aus deinem Herzen in jede Zelle deines Seins strahlen. Öffne dann die Augen wieder.

## Unterstützende Empfehlungen

- Augenübungen: Augenyoga, Farbübungen
- Meridianklopfmassage mit der Affirmation: »Ich bewahre die schönen Augenblicke in meinem Herzen und nehme mit meinen Augen klar den aktuellen Moment wahr.«
- Chakrablüten: Zellessenz, Augenwohlsalbe, Rad des Lebens, Herzchakra-Essenz
- Ätherisches Öl: Zypresse
- Heilkräuter: Schwedenbitter, Gerste
- CDs: »Heilmusik für Augen und Sehkraft«, »Lass deine Augen berühren«
- Farbpunktur
- Akupunktur

## STARGARDT'SCHE MACULADEGENERATION

Beim Morbus Stargardt handelt es sich um eine Netzhauterkrankung, von der die Netzhautmitte (Macula) betroffen ist. Da sie typischerweise vor dem 20. Lebensjahr beginnt, spricht man auch von einer juvenilen Maculadegeneration. Die Erkrankung beginnt mit einem plötzlichen Sehschärfeverlust, der weiter fortschreitet. Die zentralen Gesichtsfeldausfälle bedingen Schwierigkeiten beim Fixieren und Sehen von Details. Der Ausfall bleibt meist auf die Macula begrenzt, die Randbereiche der Netzhaut sind nicht betroffen. Nach der anfänglichen raschen Sehverschlechterung stagniert die Degeneration. Nur bei einem sehr kleinen Teil kommt es zu einer Zapfen-Stäbchen-Dystrophie.

### Seelischer Hintergrund

Durch eine starke visuelle Überforderung über einen sehr langen Zeitraum hinweg kommt es zur Erschöpfung der Macula. Wenn wir uns einmal klarmachen, wie viele visuelle Eindrücke es in unserem Leben gibt, die nicht alle erfasst werden können, wird verständlich, warum die Fallzahlen von Maculadegenerationen immer mehr zunehmen. Allein die Bilderflut im Fernsehen und im Internet ist gigantisch. Aber auch im normalen Alltag sind viele visuelle Eindrücke vorhanden. Kein Wunder, dass es dem Gehirn und folglich den Augen irgendwann einfach zu viel wird. Der Sehsinn verschlechtert sich so lange, bis der Betroffene anfängt, den visuellen Konsum zu reduzieren. Wenn dies nicht geschieht, schreitet die Erkrankung bis zur Erblindung voran. Doch die Einschränkung fällt dem Betroffenen nicht leicht, denn schon im Kindesalter dienten Fernseher und andere Medien dem alltäglichen Zeitvertreib. Sich aus diesen Süchten herauszuwinden, gleicht einem rigorosen Aufräumen im Leben.

### Meditation: Aufräumen, bitte

Schließe deine Augen, und betrachte einmal nichts. Wirklich gar nichts.

**6 Min. Ruhe**

Nun gehe in Gedanken zu einem Ereignis, das dir einfällt, wenn du an Überforderung denkst. Welches Bild kommt da? Betrachte die Szene ganz genau.

**9 Min. Ruhe**

Dies kann dir so nie wieder geschehen. Denn nun bist du viel älter als damals und hast schon viel mehr gemeistert. Lasse daher diese tiefe Wunde heilen, indem du in dein Herz gehst und mit seiner Liebe jede deiner Zellen heilen lässt. Genieße es. Öffne nun wieder deine Augen.

### Unterstützende Empfehlungen

- Augenübung: Palmieren
- Chakrablüten: Zellessenz, Gelbe Teichrose, Juwel der Essenzen, Augenwohlsalbe, Jacumbofee-Essenz, Waldfee-Essenz
- Ätherische Öle: Gewürznelke, Zypresse, Weihrauch
- Heilkräuter: Schwedenbitter
- CD: »Heilmusik für Augen und Sehkraft«
- Augenakupunktur
- Farbpunktur

## LINSENLOSIGKEIT/APHAKIE

Bei dieser Augenerkrankung fehlt die Augenlinse. Eine Aphakie entsteht entweder durch Operationen oder durch Augenverletzungen, in seltenen Fällen ist sie angeboren. Meist wurde die Linse aufgrund des grauen Stars entfernt. Da man früher noch keine künstlichen Linsen einsetzen konnte, blieb das Auge von der Operation an linsenlos (aphak). Die Folge davon ist hauptsächlich eine sehr starke Weitsichtigkeit. Auch die vordere Augenkammer ist vergrößert, weshalb die Iris instabil im Auge liegt. Ein aphakes Auge kann nicht auf die unterschiedlichen Sehentfernungen eingestellt werden, sodass in allen Abständen unscharf gesehen wird. Zur optischen Korrektur bekommt der Betroffene eine sehr starke Plusbrille (Starbrille) oder Kontaktlinsen. Inzwischen werden auch Linsen implantiert. Kommt ein Kind ohne Linse zur Welt, ist die Korrektur recht problematisch, da die starke Weitsichtigkeit kaum ausgeglichen werden kann. Das Auge lernt dadurch nicht, richtig scharf zu sehen, weil die Stelle des schärfsten Sehens sich nicht entwickeln kann. Sie bildet sich erst im 1. Lebensjahr aufgrund der optischen Reize. Da das Auge noch wächst, kann es auch nicht operiert werden.

### Seelischer Hintergrund

Alles, was im Laufe des Lebens gesehen wird, muss nach und nach verarbeitet werden. Es erfolgt immer eine Auswahl von dem, was bewusst wahrgenommen wird, und davon wird wieder nur ein Teil verarbeitet. Der gesamte Rest bleibt für das Unterbewusstsein übrig. Doch gerade dadurch wirkt es für lange Zeit nach – in der Regel sogar das gesamte Leben hindurch. Auch alle Verletzungen, körperliche wie seelisch-emotionale, müssen erst bewusst angeschaut und verarbeitet werden, bevor die Wunden heilen können. Dies erfordert Mut, der bei Menschen mit Aphakie häufig fehlt. Fassen sie sich ein Herz, kann Schritt für Schritt das Alte aufgearbeitet werden, und die Sicht kann sich dadurch klären.

### Meditation: Lebe dein Leben in Freiheit

Das, was einst geschah, hat keinen Einfluss mehr auf dich, wenn du den Mut hast, es anzuschauen. Bist du mutig genug, dann schließe nun die Augen – wenn nicht, lasse sie offen. Beides wirkt. Du gehst eine Treppe hinab, Stufe für Stufe. Du kommst dabei an verschiedenen Türen vorbei. An jeder Tür steht eine andere Jahreszahl. Jede dieser Zahlen bezeichnet das Ende eines vergangenen Lebens. Dich faszinieren alle davon, doch eine zieht dich am meisten an. Du spürst, wie dein Herz dir bis zum Hals schlägt.

**1 Min. Ruhe**

Du nimmst nun all deinen Mut zusammen und öffnest diese Tür. Und das, was du dahinter siehst, lässt deinen Atem stocken. Dir wird kalt. Du fühlst dich verloren und allein.

**2 Min. Ruhe**

Du merkst auf einmal, dass dieser erste Schreck, der dich überwältigt hat, keine Macht mehr über dich hat. Es hatte zu Beginn den Anschein, doch was einst war, hat nun keine Kraft mehr. Spüre einmal ganz genau hin.

**1 Min. Ruhe**

Das Vergangene hat keine Macht über dich, weil du heute ein völlig anderer bist, als du es damals warst. Alles, was war, ist nun vorüber, und du kannst dich für immer davon befreien. Schaue dafür ganz genau hin. Traue dich, du kannst es ertragen.

**5 Min. Ruhe**

Lasse nun die tiefe Wunde, die das Vergangene hinterlassen hat, heil werden. Schicke dazu heilende Energie aus deinem Herzen in jede Zelle deines Seins. Auch die letzte Ecke deines Körpers wird von dieser wohltuenden, liebenden Energie erfüllt. Die Wunde darf nun heilen. Lasse ihr die Zeit, die sie dazu braucht.
Öffne deine Augen, wenn dir danach ist.

## Unterstützende Empfehlungen

- Augenübungen: Palmieren, Sonnenübung
- Meridianklopfmassage mit der Affirmation: »Ich nehme allen Mut zusammen und arbeite meine Wunden der Vergangenheit auf.«
- Chakrablüten: Herzchakra-Essenz, California Dream, Zellessenz
- Ätherische Öle: Rainfarn, Kampferholz, Geranie, Weihrauch, Orange

## Starstechen in früheren Zeiten

EXKURS

In früheren Zeiten wurden Menschen mit grauem Star die Linsen entfernt durch das sogenannte Starstechen. Genauso brutal, wie sich das anhört, war es auch. Man stach einfach die Linse aus, häufig bei vollem Bewusstsein und manchmal nicht einmal mit desinfizierten Gegenständen. Die Folge war eine Aphakie, d.h., das Auge hatte keine funktionstüchtige Linse mehr, wodurch eine starke Weitsichtigkeit entstand. Auch Entzündungen waren aufgrund der unhygienischen Eingriffe nicht selten. Doch auch für die folgenden Leben bringen diese Eingriffe nichts Gutes. Im besten Fall entwickelt sich das Auge ganz normal und bekommt später wieder den grauen Star. Doch meist wird die Erkrankung im folgenden Leben um ein Vielfaches schlimmer und intensiver. Auch ist es möglich, dass ein Mensch im Folgeleben blind zur Welt kommt. Die Seelenbotschaft aus dem früheren Leben wurde nicht angesehen und daher in diesem Leben noch verstärkt. Hinzu kommt eine Traumatisierung durch den Eingriff.

## Moderne Augenoperationen

EXKURS

Die heutigen Operationen sind natürlich viel sanfter als in früheren Zeiten. Auch die Erfolgsraten sind deutlich besser. Für die folgenden Inkarnationen jedoch kommt es auch durch sie nicht zu einer Gesundung der Augen, da der Lernprozess der Seele übersprungen wurde. Die Folgen sind erneute Augenerkrankungen, die dann oft noch schwerer ausfallen. Ein Austausch der Linse bringt künstliches oder fremdes Material ins Auge, wodurch Energien, die da nicht hingehören, das eigene Energiefeld stören. Spritzen, wie sie aktuell bei Maculapatienten eingesetzt werden, sind noch schwerwiegender, da diese Eingriffe regelmäßig erfolgen. Jede Injektion ist ein Trauma für das Auge. Die so Behandelten werden im Folgeleben in der Regel blind geboren, um sich vor einer Retraumatisierung zu schützen. Die Folgen von Laser-Operationen sind längerfristiger als bei anderen OPs, aber weniger gravierend. Auch hier kommt es in den folgenden Leben zu Beeinträchtigungen der Augen, die meist schon in der Kindheit beginnen.

Der Austausch des Glaskörpers durch Gel, Öl oder Gas hat ähnliche Folgen. In der nächsten Inkarnation kann der Betroffene ab der Kindheit nicht mehr richtig klar sehen. Etwas behindert die Sicht und sorgt für ein undeutliches Bild. Der natürliche Glaskörper kann sich nicht frei bilden, weil er konträre Informationen erhält: zum einen die natürlichen, zum anderen die aus dem vergangenen Leben. Er versucht, beides zu verwirklichen, was aber unmöglich ist, und daher kommt es zu Beeinträchtigungen. Wenn dieser Konflikt zum Vorschein kommt, beginnt die Sicht, sich zu verschlechtern. Daher raten wir eindringlich dazu, bei diesen Krankheiten, die Operationen nötig machen, sich seine Themen anzusehen und zu lösen.

## ENTROPIUM

Das Entropium kann als einzelne Augenerkrankung oder als Begleiterkrankung auftreten. Dabei ist das Augenlid nach innen gedreht. Die Wimpern scheuern an der Hornhaut und verletzen sie. Dadurch entstehen Entzündungen, die zu Trübungen der Hornhaut und letztlich zur Erblindung führen können (siehe S. 31).

### Seelischer Hintergrund

Dem Betroffenen fällt es schwer, die Augen offen zu halten. Er ist müde vom Leben geworden und fühlt sich von den visuellen Reizen so überrollt, dass die Seele sich entschieden hat, nichts mehr mitbekommen zu wollen. Dadurch kommt es zur Beeinträchtigung, die im Fall einer Trübung der Hornhaut auch zur Erblindung führt. Der Betroffene darf wieder lernen, dass es auch Schönes zu betrachten gibt.

### Meditation: Öffne die Augen

Etwas fordert dich, aber überfordert dich nicht, denn alles in deinem Leben kannst du bewältigen. Es gibt nur Dinge, die du schaffen kannst. Öffne dein Herz für das Außen, für alles, was dich umgibt. Schließe dazu die Augen, gehe in dein Herz hinein, und spüre die wohltuende Wärme.

**9 Min. Ruhe**

Dein Herz liebt alles, wofür du es begeistern kannst. Daher folge ihm, wenn es für deine Sache brennt, und deine Augen werden sich der Welt nie wieder verschließen.
Öffne die Augen, wenn du so weit bist.

### Unterstützende Empfehlungen

- Meridianklopfmassage mit der Affirmation: »Ich öffne meine Augen und betrachte die Welt mit Liebe und Begeisterung.«
- Chakrablüten: Zellessenz, Licht des Herzens, Herzchakra-Essenz
- Heilkräuter: Schwedenbitter
- CDs: »Heilmusik für Augen und Sehkraft«, »Lass deine Augen berühren«

## EKTROPIUM

Beim Ektropium kommt es zu einem Auswärtsdrehen des unteren Augenlids. Dadurch kann der Betroffene die Augen nicht richtig schließen, und die Augen werden trocken. Normalerweise verteilen die Augenlider bei jedem Lidschlag eine hauchdünne Tränenfilmschicht auf der Hornhaut. Diese wässrige Schicht hat verschiedene Aufgaben, die durch das Ektropium nicht mehr erfüllt werden können. Dies hat schwerwiegende Folgen: Ist das

Auge ungenügend befeuchtet, kommt es zur Abtrocknung der Hornhaut. Es entstehen sogenannte Stippungen der obersten Schicht, die sich zu Narben und Trübungen entwickeln können. Die Hornhaut entzündet sich schneller, weil der Tränenfilm auch eine antibakterielle und antivirale Schutzfunktion hat. Auch Fremdkörper können nicht so gut aus dem Auge gespült werden und Entzündungen im vorderen Augenabschnitt auslösen.

## Seelischer Hintergrund

Menschen mit einem Ektropium hegen den Wunsch, wegzuschauen. Sie haben einiges erlebt, was dies begünstigt. Dass sich deshalb die Augen veränderten, war natürlich nicht beabsichtigt. Wenn der Betroffene sich wieder traut, alles anzusehen, was ist, werden die Augen sich positiv verändern können.

## Meditation: Schaue hin, und traue dich

Schließe deine Augen, und nimm ganz genau wahr, welches Gefühl in dir aufkommt, wenn du die Worte denkst: »Das will ich nicht sehen!«

**9 Min. Ruhe**

Es fällt dir schwer, die volle Tragweite dieser Aussage zu erkennen, weil dir das nur möglich ist, wenn du deinem Herzen die Erlaubnis gibst, es dir zu zeigen. Tue dies jetzt. Gehe in dein Herz, und bitte es um diese Erkenntnis. Du kannst alles verkraften, daher schaue genau hin.

**17 Min. Ruhe**

Jetzt bist du groß, als du dich entschieden hast, nicht hinsehen zu wollen, warst du klein und hilflos. Daher kannst du es jetzt anschauen. Fülle diese Wunde mit Liebe auf, und lasse sie heilen. Öffne die Augen, wenn du möchtest.

### Unterstützende Empfehlungen

- Meridianklopfmassage mit der Affirmation: »Ich will wieder alles sehen.«
- Chakrablüten: Zellessenz, Gelbe Teichrose, Juwel der Essenzen, Herzchakra-Essenz
- Ätherische Öle: Orange, Rose
- Heilkraut: Augentrost
- CDs: »Heilmusik für Augen und Sehkraft«, »Lass deine Augen berühren«

## ROT-GRÜN-SCHWÄCHE

Hierbei handelt es sich um eine Störung in der Farbwahrnehmung, die medizinisch auf ein fehlendes Gen zurückgeführt wird. Es gibt Rot-Grün-Sehschwächen und Rot-Grün-Blindheit. Die Farben Rot und Grün können dabei schlecht oder gar nicht voneinander unterschieden werden. Es wird weiter unterschieden in Grünschwäche/Grünblindheit (Deuteranomalie/Deuteranopie), die häufiger auftritt, und Rotschwäche/Rotblindheit (Protanomalie/Protanopie). Auffällig ist, dass diese Farbsinnstörung häufiger Männer betrifft als Frauen. Bei einer Farbschwäche ist der jeweilige Zapfentyp (z. B. für die Farbe Rot) degeneriert. Bei einer Farbblindheit fehlt er ganz. Die Blauzapfenmonochromasie ist von einem vollständigen Fehlen der Rot- und Grünzapfen gekennzeichnet. Es sind nur Zapfen für die Blau- und die Gelbwahrnehmung vorhanden.
Die fehlenden Zapfen führen zu einigen Schwierigkeiten im Alltag, obwohl der Betroffene in der Regel kein Problem mit seiner Farbwahrnehmung empfindet. Beim Autofahren kann es, vor allem in der Nacht, allerdings schwierig sein, eine rote bzw. grüne

Ampel zu erkennen. Interessanterweise wurde herausgefunden, dass Menschen mit einer Farbsinnstörung Khakitöne besser unterscheiden können als andere Menschen. Folglich können sie Tarnfarben deutlicher sehen und sind daher gute Späher. Auch in der Dämmerung sehen sie viel besser als Menschen ohne Farbsinnschwäche.

### Seelischer Hintergrund

Menschen mit einer Farbsinnschwäche haben in einer früheren Inkarnation eine Gefahr übersehen oder eine gefährliche Situation falsch eingeschätzt. Diese Fehlinterpretation hat großen Schaden angerichtet und das gesamte Umfeld auf den Kopf gestellt.

### Meditation: Lasse ruhen, was vorbei ist

Mach es dir ganz gemütlich, und schließe deine Augen. Gehe in Gedanken dahin zurück, wo es dir zum ersten Mal nicht möglich war, etwas zu unterscheiden. Was macht dies mit dir?

**6 Min. Ruhe**

Wo spürst du es? Wie spürst du es? Woher kennst du dieses Gefühl? Gehe zum allerersten Ereignis, bei dem du dieses Gefühl verspürt hast. Wie alt bist du gerade? Wo bist du? Wer ist bei dir?

**12 Min. Ruhe**

Diese Situation liegt schon sehr weit zurück. Viel weiter, als du dachtest, dich erinnern zu können. Hier liegt der Ursprung deiner Wunde. Verzeihe dir und allen Beteiligten, und lasse die Wunde heilen. Fülle sie mit Liebe, sodass sie nie wieder aufreißen kann.

Öffne die Augen, wenn du so weit bist.

## Unterstützende Empfehlungen

- Augenübung: Farbübungen
- Meridianklopfmassage mit der Affirmation: »Ich lasse die Vergangenheit ruhen.«
- Chakrablüten: Rad des Lebens, Gelbe Teichrose, Zellessenz, Amaryllisessenz, Herzchakra-Essenz, Licht des Herzens, Befreiungsessenz
- Ätherische Öle: Zypresse, Weihrauch
- Heilkräuter: Schwedenbitter
- CDs: »Heilmusik für Augen und Sehkraft«, »Lass deine Augen berühren«
- Farblichttherapie
- Akupunktur
- Farbpunktur

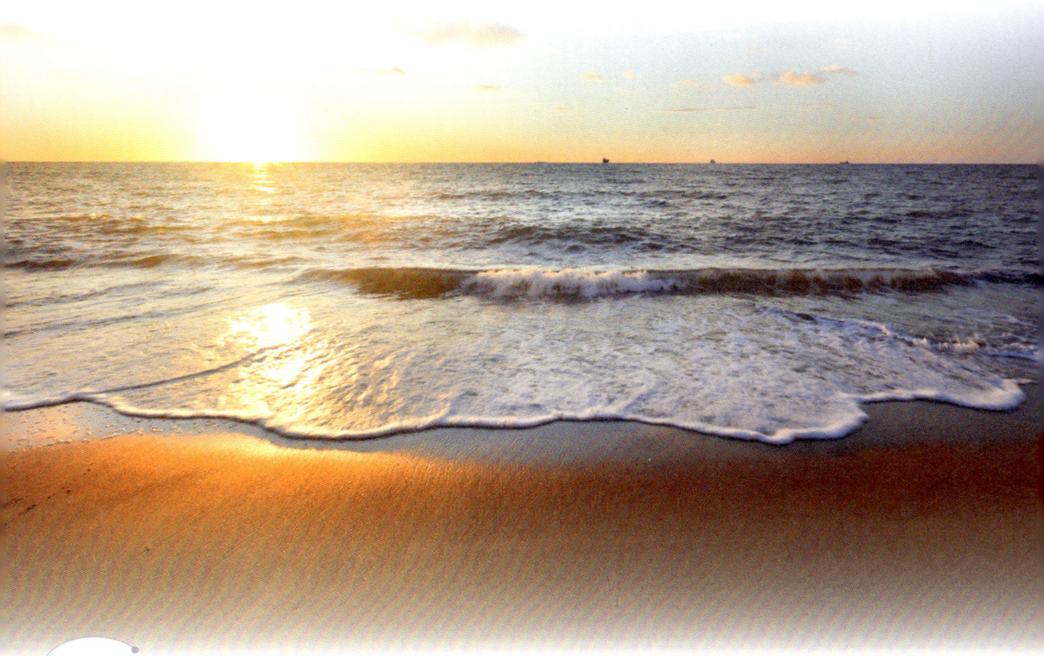

# NACHWORT

Viele Menschen fragen sich: »Warum bekomme gerade ich diese Erkrankung?« Dadurch wird die Erkrankung abgelehnt. Ein wesentlicher Teil des Heilprozesses ist jedoch die Annahme der Tatsachen. Die Meditationen in diesem Buch können Sie dabei unterstützen, eine gesunde Gelassenheit zu entwickeln und die Angst vor der Erkrankung zu mildern. Führen Sie sie regelmäßig durch. Die Blockaden werden sich immer nur stückweise lösen. Das ist auch gut so, denn sonst würde es Sie überfordern. Nutzen Sie Ihre Erkrankung, um sich intensiv Zeit für sich selbst zu nehmen, über Ihr Leben nachzudenken und es in harmonischere Bahnen zu lenken.
Mögen Kraft und Geduld Ihre Begleiter sein.

*Caroline und Andreas Ebert*

# ÜBER DIE AUTOREN

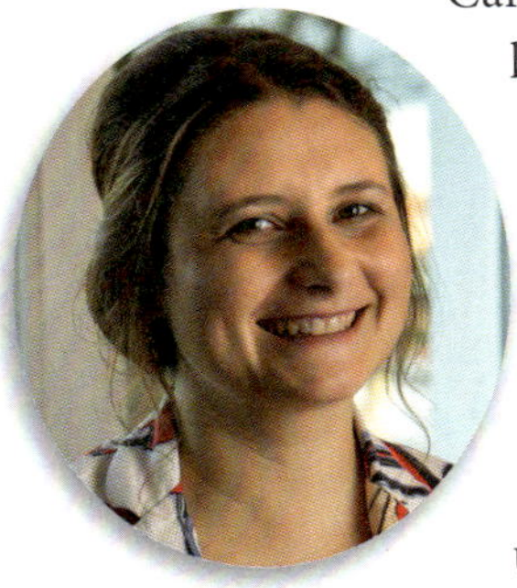

Caroline Ebert ist Optikermeisterin, ganzheitliche Augentrainerin und Augenkinesiologin. Ihre eigene Kurzsichtigkeit konnte sie mit den von ihr gelehrten Methoden erfolgreich behandeln. Sie betreibt die Augenschule »Eyeland« in Oberbayern, in der sie bereits zahlreichen Patienten helfen konnte, und gibt regelmäßig Augenschulungen in Unternehmen.

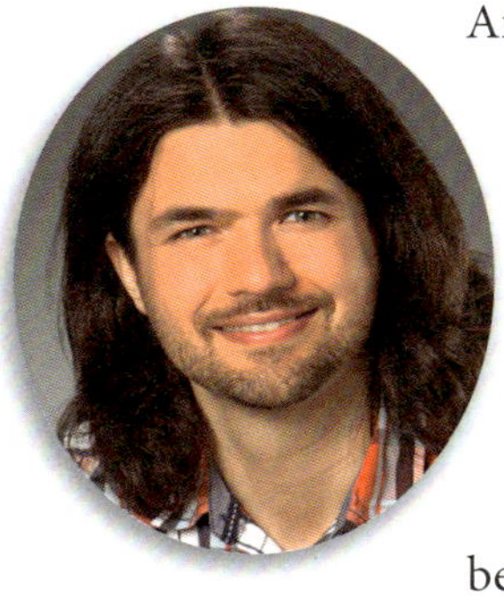

Andreas Ebert hat Ausbildungen zum psychologischen Gesundheitsberater, zum Hörtrainer nach Anton Stucki, zum ganzheitlichen Sehtrainer nach Caroline Ebert sowie in automatischer Schrift bei Trutz Hardo gemacht. Die einander ergänzenden Techniken nutzt er sowohl für Einzelberatungen als auch für Schulungen.

www.augenschule-eyeland.de

# SANFTE ÜBUNGEN FÜR STARKE AUGEN

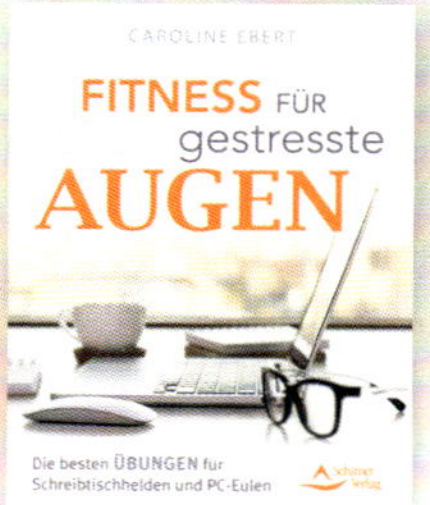


Caroline Ebert
**Fitness für gestresste Augen**
*Die besten Übungen für Schreibtischhelden und PC-Eulen*
136 Seiten
ISBN: 978-3-8434-1378-7

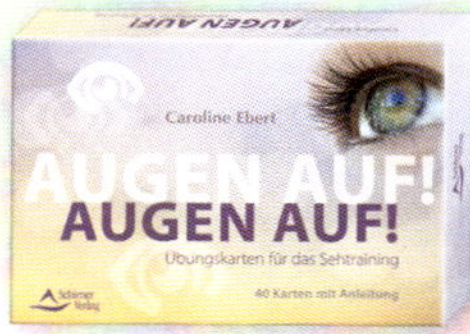


Caroline Ebert
**Augen auf!**
*Übungskarten für das Sehtraining*
40 Karten mit Anleitung
ISBN: 978-3-8434-9077-1

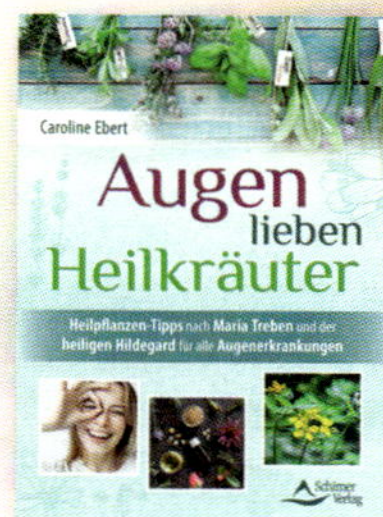


Caroline Ebert
**Augen lieben Heilkräuter**
*Heilpflanzen-Tipps nach Maria Treben und der heiligen Hildegard für alle Augenerkrankungen*
128 Seiten
ISBN: 978-3-8434-1368-8

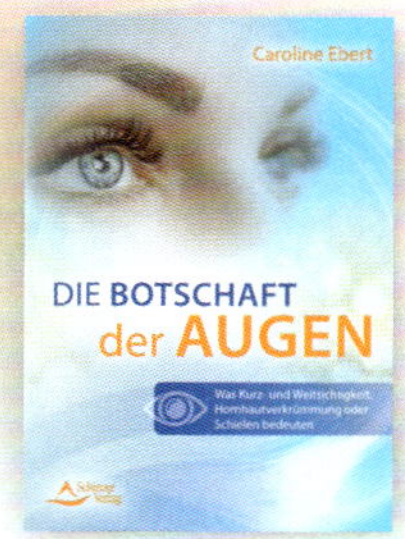


Caroline Ebert
**Die Botschaft der Augen**
*Was Kurz- und Weitsichtigkeit, Hornhautverkrümmung oder Schielen bedeuten*
152 Seiten
ISBN: 978-3-8434-1423-4

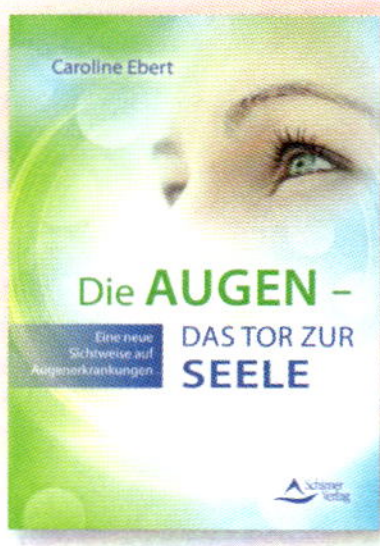


Caroline Ebert
**Die Augen – Das Tor zur Seele**
*Eine neue Sichtweise auf Augenerkrankungen*
136 Seiten
ISBN: 978-3-8434-1408-1

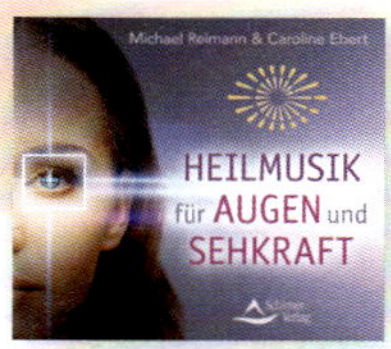


Caroline Ebert &
Michael Reimann
**Heilmusik für Augen und Sehkraft**
Audio-CD, ca. 72 Minuten
ISBN: 978-3-8434-8366-7

Schirner Verlag

# BILDNACHWEIS

**Bilder von der Bilddatenbank www.shutterstock.com:**
Layoutelemente: Unterstreichungen: #1118977313 (© GUGAI), Auge: #1828276418 (© Olena Belevantseva), Lotos: #130515098 (© Yuliya Koldovska)

S. 1: # 626012222 (© Udinjamal), Hintergrund: # 647565895 (© NYS), S. 10: # 77803240 (© Alila Medical Media), Lupe: # 382197451 (© sommthink), S. 8: #1660948543 (© visivastudio), S. 9: #725603503 (© Strandi), S. 10: #77803240 (© Alila Medical Media), S. 15: # 1029171697 (© LedyX), S. 16: #180879599 (© B-D-S Piotr Marcinski), S. 39: #363006083 (© Andrii Vodolazhskyi), S. 40: #78254164 (© Alila Medical Media), Lupe: # 382197451 (© sommthink), S. 58: #327635408 (© Oksana Kuzmina), S. 95: #154851908 (© kai keisuke), S. 100: #1682339416 (© Belight), S. 101: #512497357 (© LedyX), S. 106: #1866791650 (© Fuss Sergey), S. 110: #728448754 (© LedyX), S. 141: #205669033 (© Jan Faukner), S. 142: #1021208242 (© Somsakunphoto), S. 158: #1171096420 (© Tunatura), S. 161: #1011436921 (© Gapeeva Anastasiia), S. 162: #164285345 (© Subbotina Anna), S. 175: # 1029171697 (© LedyX), S. 176: #1242162403 (© Wolfilser), S. 187: #10621201 (© Christophe Testi), S. 188: #1192085947 (© visionteller), S. 244: #117062077 (© Aleksandr Ozerov), S. 247 Hintergrund: #647565895 (© NYS)

**Übungsbilder** S. 11–14 © Caroline Ebert

**Porträtfoto von Caroline Ebert** S. 246 © Andrea Kowitz-Vierheller